U0321307

中国医学临床百家

黄建荣 /著

埃博拉病毒病
黄建荣2016观点

EBOLA VIRUS DISEASE

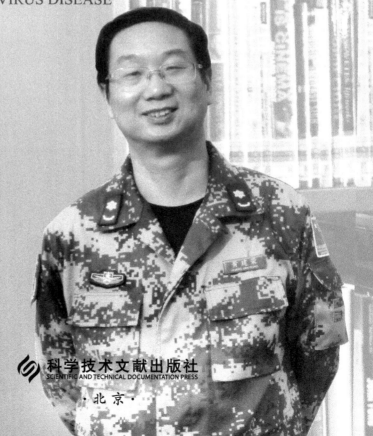

科学技术文献出版社
SCIENTIFIC AND TECHNICAL DOCUMENTATION PRESS
·北京·

图书在版编目（CIP）数据

埃博拉病毒病黄建荣2016观点 / 黄建荣著. —北京：科学技术文献出版社，2016.9

ISBN 978-7-5189-1273-5

Ⅰ. ①埃… Ⅱ. ①黄… Ⅲ. ①流行性出血热—诊疗 Ⅳ. ① R512.8

中国版本图书馆 CIP 数据核字（2016）第 081598 号

埃博拉病毒病黄建荣2016观点

策划编辑：孙苍愚 责任编辑：巨娟梅 孙苍愚 责任校对：赵 瑗 责任出版：张志平

出 版 者	科学技术文献出版社	
地 址	北京市复兴路15号 邮编 100038	
编 务 部	（010）58882938，58882087（传真）	
发 行 部	（010）58882868，58882874（传真）	
邮 购 部	（010）58882873	
官 方 网 址	www.stdp.com.cn	
发 行 者	科学技术文献出版社发行 全国各地新华书店经销	
印 刷 者	虎彩印艺股份有限公司	
版 次	2016 年 9 月第 1 版 2016 年 9 月第 1 次印刷	
开 本	880×1230 1/32	
字 数	95千	
印 张	6.25	
书 号	ISBN 978-7-5189-1273-5	
定 价	78.00元	

出版者序
Foreword

  中国的临床医学科研正在崛起，以北京天坛医院牵头的 CHANCE 研究成果改写美国脑血管病二级预防指南为标志，中国一批临床专家的科研成果正在走向世界。为记录、展现中国临床医学专家奋进的脚步，提高广大临床医师的诊疗水平，科学技术文献出版社出版了这套高端医学专著——《中国医学临床百家》丛书。"百家"，既指我国临床各学科的权威专家，也取百家争鸣之意。

  目前，我国权威临床专家的科研成果多数首先发表在国外期刊上，之后才在国内期刊及会议中展现，在国内的传播速度大打折扣。如果出版专著，又为多人合著，专家个人的观点和成果精华被稀释。为缓解这种学术成果展现之痛，本丛书采取浓缩专家科研成果、成批集中展现的方式，以每年百余种的速度持续出版，每一本书展示一名权威专家对一种疾病的年度观点，重点阐述目前最新的研究成果及其临床经验，强调医学知识的权威性和时效性，以期细致、连续、全面地记录我国临床医学的发展成果。

与其他医学专著相比，本丛书具有出版周期短、持续性强、主题突出、内容精练、阅读体验佳特点。在图书出版的同时，还通过万方数据库等互联网数字平台进入全国的医院，让各级临床医师和医学科研人员通过数据库检索到专家观点，并能迅速在临床实践中得以参考应用。

科学技术文献出版社隶属中华人民共和国科学技术部，正积极配合科技部临床科研转型战略，为国家临床医学研究基地的科研成果展现、人才培养提供支持，这是我们的使命。我们将充分利用各种有利条件和资源，打造好这套在互联网时代出版与传播的高端医学专著，为中国临床医学的创新并提高广大临床医师的诊疗水平而做出贡献。

我们将不辱使命！

《中国医学临床百家》为中国临床医学的进步而诞生，为中国临床专家的奋斗而鼓呼。

《中国医学临床百家》以为各级临床医师提供学习平台为己任，以书写中国医学科研崛起的历程为使命，以展现中国临床医学专家迈向世界的脚步而骄傲。

科学技术文献出版社

2016 年 春

作者简介
Author introduction

　　黄建荣，主任医师、教授，目前任传染病诊治国家重点实验室副主任，浙江大学医学院附属第一医院感染科副主任。兼任中华医学会感染病分会肝衰竭与人工肝学组副组长，全国肝衰竭与人工肝专家委员会副主任，中华医学会寄生虫病学组组长，中华医学会热带病与寄生虫学会分会委员，全国感染科医师协会委员，浙江省医学会热带病与寄生虫学分会主任委员，浙江省医学会感染病学分会副主任委员。从事传染病、寄生虫病诊治研究30余年，作为主要参加者创建了独特有效的人工肝治疗重型肝炎并获重大突破，开辟了重型肝炎治疗的新途径，成果于1998年获得国家科技进步二等奖（排名第二）。

主持国家"十一五"和"十二五"重大传染病防治专项研究并获重大突破，建立了重型乙型肝炎患者研究队列，进一步优化和完善了重型乙肝（肝衰竭）内科综合治疗、抗病毒规范化治疗和人工肝个体化治疗新方案，创建重型肝炎"治疗线路图"。成果被纳入我国首部《肝衰竭诊疗指南》《非生物型人工肝支持系统治疗肝衰竭指南》、亚太肝病学会《慢加急性肝衰竭专家共识》。使重型肝炎病死率由75%～80%降至44.8%。目前人工肝治疗方法已在全国应用，治疗重型乙肝患者10万名，挽救了大量患者的生命。

近年主持了国家"863"等课题，获国家科技进步二等奖，省部科技进步一等奖、二等奖等6个奖项，发表论文200余篇。为2012年"科学中国人"年度人物获得者，浙江省有突出贡献中青年专家，浙江省新世纪学术带头人。

前 言
Preface

　　埃博拉病毒病又称埃博拉出血热(Ebola hemorrhagic fever, EBHF)，是由埃博拉病毒（Ebola virus，EBOV）引起的一种急性动物疫源性出血性传染病，是人类目前已知的最为烈性的传染病之一。该病传染性很强，主要通过接触传播，人接触患者或感染动物的体液、排泄物、分泌物等都可能致病。临床表现主要为急性起病、发热、头痛、关节痛、肌痛、咽痛、皮疹、呕吐、腹泻、内外出血，随后出现肝、肾等多器官功能障碍、迟发性眼病、低血压、休克等。人类一旦感染埃博拉病毒，病死率高达 50% ～ 90%，致死因素主要为脑出血、心肌梗死、低血容量休克或多发性器官衰竭。

人类关于埃博拉病毒病的最早记录是在 1976 年，然而该病实际上数个世纪前就已于中非、东南非的热带雨林及大草原地区流行，但由于以往未引发大规模的流行及死亡，并且疫情主要分布在经济落后、通信不发达的非洲地区，所以一直不为人知。直到 2013 年 12 月该病东山再起造成大规模流行，于 2014 年 8 月 8 日被世界卫生组织（World Health Organization，WHO）宣布为"国际关注的公共卫生突发事件"。埃博拉病毒在英国杂志排名的世界最致命 6 种病毒中位居首位，WHO 已将埃博拉病毒列为对人类危害最严重的病毒之一，为生物安全第 4 级病毒，并且也将其列为潜在的生物武器之一。

2014 年西非埃博拉病毒病疫情始于几内亚，很快扩散至西非塞拉利昂、利比里亚、尼日利亚、塞内加尔、马里、西班牙、英国、美国等国家和地区。截至 2015 年 3 月 15 日累计报告埃博拉病毒病病例（疑似、可能及确诊病例）24 701 人，死亡 10 194 人，其中包括医务人员 840 名，死亡 491 人。是埃博拉病毒发现以来，规模最大的一次暴发流行，且除了偏远农村地区，在人口密集的大城市也出现疫情。

在埃博拉病毒病流行期间，中国、美国、英国、法国、德国、日本等国家分别提供经济援助，派遣医疗队等帮助疫区共同抗击埃博拉。我国先后派出了1100 名医务工作者到达非洲疫区，帮助抗击埃博拉病毒病工作，见图 1、图 2。

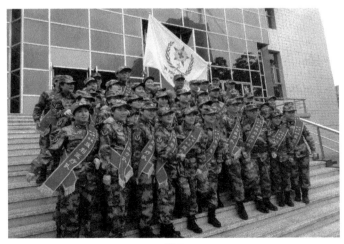

图1

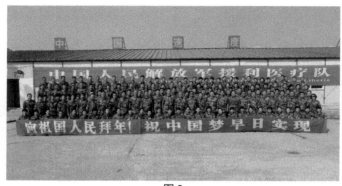

图 2

　　在埃博拉病毒病流行期间，我国除提供 11 亿美元援助，提供试验、检测、救护设备设施以外，先后派出了千名医务工作者到达非洲疫区，帮助当地开展埃博拉病毒病防治工作。本人在 2014 年西非埃博拉疫情暴发时，任浙江医疗队的队长，到利比里亚埃博拉诊治中心。在队内任病区主任，本人关心同志，对工作认真负责、任劳任怨，团结队员克服重重困难、冒着生命危险，穿着密不透风、不露一丝肌肤的防护服进入病房，收治疑似或确诊的埃博拉患者。运用先进的管理理念和精湛的技术水平，修订了工作流程和应急预案。从抗击 H7N9 禽流感的经验中提出相应的防治方法和治疗经验，提出了很多切实有效的意见和建议，从而减少了感染风险，降低了病死率。发挥了地方医院在共同抗埃中的重要作用。

我国援助人员培训当地学校教职员工和利比里亚雇员达 300 余人。培训中还针对"后埃博拉时代"，即根据比里亚埃博拉疫情缓解后的特点，进行传染病防控知识的培训和普及，并在当地及国内报纸和电视予以报道。还联系促成《温州晚报》设立募捐专线，募集到首批善款 20 万元，并通过温州市慈善总会设立了"援利基金"，用于资助利比里亚生活困难的埃博拉病毒病幸存者以及遗孤，还将温州侨联给予浙江医疗队的慰问金全数转交给慈善总会，用于捐赠。此次捐赠也是中国民间针对埃博拉疫情首次对利比里亚进行的捐赠，促进了中利友好事业。此次活动也得到了大使馆的支持、表扬和充分肯定。最终我们通过一系列的措施，控制了利国的疫情并实现医务人员"零感染"的目标。为发展中利两国人民的友谊做出了积极贡献。2015 年本人荣获全国"埃博拉病毒病疫情防控先进个人"荣誉称号,带领的团队被评为"最美浙江人"年度人物。

本书帮助整理者也在疫区进行埃博拉病诊治、护理、预防、检测、培训等一线工作,对埃博拉病诊治积累了丰富经验。回国后他们结合文献、总结自己经验,在本学科的至高点上,向本领域同行传达2016年度国内、国际最新的关于临床诊治的重要观点。希望对埃博拉病毒病防控有参考价值,对新突发传染病诊治有重要帮助。

因对埃博拉病毒还有很多不明之处,埃博拉病毒病的防治还存在很多问题,再由于作者水平有限,致使本书一定存在很多不足和缺点。敬请各位读者不吝指正。

黄建荣

目 录
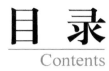
Contents

埃博拉病毒病流行病学现状及进展

　　埃博拉病毒病是由埃博拉病毒引起的一种自然疫源性疾病，其疫源地主要分布在非洲地区，埃博拉病毒可以在动物之间、人和动物之间、人与人之间进行传播，人主要因密切接触患者或感染动物的体液、排泄物和分泌物而感染。人类关于它的最早记录出现在1976年，然而这种疾病并非只有短短几十年的历史。事实上，它已经在中非、东南非的热带雨林及大草原地区流行了几个世纪，但由于以前其并没有引发大规模死亡，且疫情仅局限于经济落后、通信不发达的非洲大陆，所以埃博拉病毒病一直默默无闻。1976年，非洲中部的苏丹恩扎拉和扎伊尔[现刚果（金）]几乎同时暴发严重的出血热疫情，共造成602人感染，431

人死亡。在近四十年的时间里已间断暴发 25 次，尽管尚无有效的方法治疗，但病例数少，未引起国际关注。2013年 12 月的这次埃博拉疫情波及几内亚、利比里亚、塞拉利昂、尼日利亚、美国、西班牙、马里、英国八个国家，病死人数超过了 37 年该病死亡的人数总和。2014 年 8 月 8 日，世界卫生组织宣布此次疫情为"国际公共卫生紧急事件"，引起国内外媒体和公众的广泛关注。

为了提高对该病的认识，从埃博拉病毒的传染源、传播方式、流行特征等方面系统综述了埃博拉病毒病的流行病学特征，为该病的预防和应对策略的制定提供基础信息和科学依据。

1. 埃博拉病毒病的传染源

埃博拉病毒是一种典型的动物源性病原体，野生动物是埃博拉病毒的自然宿主。以前普遍认为非人类灵长类动物中的黑猩猩、大猩猩、猴等为埃博拉病毒的自然宿主，但近年来的研究发现蝙蝠可能才是埃博拉病毒的天然宿主。1994 年，一位瑞典女科学家在解剖一只感染埃博拉病毒的黑猩猩后发病，这提供了埃博拉病毒经动物传染给人的直接证据。

　　（1）埃博拉病毒的非人类灵长类动物宿主：研究表明，在人与人之间出现埃博拉病毒病流行前，动物已呈现了较高的感染水平。Leory 等用酶联免疫吸附试验对在1985～2000年采集的225份野生黑猩猩样品进行扎伊尔型埃博拉病毒血清学检查，其中12.9%样品检测结果为埃博拉病毒IgG抗体阳性，这表明埃博拉病毒流行于中部非洲丛林区域。1994年，在科特迪瓦的塔伊国家公园发生了非洲首个有记录的非人类灵长类动物感染埃博拉病毒的暴发事件，一个野生猩猩群落中25%的个体在数周内死亡或者消失，其中一只黑猩猩尸体组织标本经免疫组织化学染色检测发现埃博拉病毒为阳性。从2001年10月至2003年12月，在加蓬与刚果（布）交界地区的村庄共发生了5次扎伊尔型埃博拉病毒病暴发，在此期间该区域雨林中大猩猩和黑猩猩的数量急剧减少，发现大量尸体。东南亚地区可能是莱斯顿型埃博拉病毒感染的埃博拉病毒病的疫源地。从1989年到1996年，在由菲律宾出口到美国和意大利的食蟹猴中曾先后数次暴发由莱斯顿型埃博拉病毒引起的埃博拉病毒病疫情。在同属东南亚的印度尼西亚，Nidom 等对分布于加里曼丹岛的红毛猩猩进行了埃博拉病毒血清调查。所采集的353份健康猩猩血清样品种有65份酶联免疫吸附试验检测结果为埃博拉病毒IgG抗体阳性。以上依据表明与人类亲缘关系最近的非人类灵长类动物，对埃博拉病毒普遍易感，且病死率很高，是埃博拉病毒传染给人类的一个可能的重要传染源。

（2）埃博拉病毒的非灵长类动物宿主：虽非人类灵长类动物感染率高，但是感染后较高的死亡率，它们不被认为是埃博拉病毒病的自然储存宿主。1976 年，非洲中部的苏丹恩扎拉和扎伊尔 [现刚果（金）] 暴发严重的埃博拉疫情，苏丹恩扎拉的埃博拉病毒病首批患者是当地棉花工厂的 3 位工人，而在棉花厂内发现蝙蝠和啮齿类动物的踪迹。随后多组研究人员在锤头果蝠、富氏果蝠、小领果蝠和其他种类的蝙蝠血清中检测到埃博拉病毒的 IgG 抗体，并在其肝脏和脾脏中检测到病毒核酸。此外，在一些亚洲国家如菲律宾、中国、孟加拉等国的蝙蝠中也发现有埃博拉抗体阳性。果蝠的分布区域覆盖了非洲大部分和亚洲的部分区域，也基本涵盖了目前埃博拉病毒病的分布区域。这一系列研究表明蝙蝠能支持埃博拉病毒的复制，而本身无明显症状，是埃博拉病毒病理想的自然宿主。

除蝙蝠外，研究人员对中非与刚果（布）接邻区域采集的 163 份啮齿类动物样品、56 份鼩鼱和 23 份蝙蝠样品进行埃博拉病毒检测，结果在非洲柔毛鼠、刚毛小家鼠和大森林鼩鼱中发现了扎伊尔型埃博拉病毒的核酸序列。

（3）埃博拉病毒病患者：研究发现埃博拉病毒病患者是该病人际传播最主要的传染源。人感染埃博拉病毒后其血液、分泌物、呕吐物、排泄物以及其他体液中均含有高滴度的病毒，且存在时间长，具有高度的传染性。1976 年，扎伊尔首位患者为 44 岁教师 Mabalo Lokela，因疑似疟疾在一家医院接受奎宁注射治疗，一周后病情恶化，表现为无法控制的呕吐，带血腹泻、头痛、晕眩伴随呼吸困难，并自口、鼻、直肠等多处开始出血，于 9 月 18 日过世，病程仅约 2 周。此后，在这家医院接受注射者及与患者密切接触者大多被感染，疫情随之蔓延。2013 年 12 月的这轮疫情，几内亚首例小患儿去世后，研究人员追溯了这名婴儿的家族，发现了一系列埃博拉感染病毒的连锁反应。在这名婴儿去世后，孩子的母亲、3 岁的姐姐、祖母相继出现出血症状并死亡。而且几名村庄外部的人员参加了婴儿祖母的丧礼后，也陆续出现了感染症状。本轮西非三国的埃博拉疫情肆虐，其中原因之一就是由于病毒在前来参加葬礼的人员中发生人际传播，疫情越传越远，范围越来越大。

据 WHO 公布，本轮疫情中的很多感染者是与确诊患者有密切接触的医护人员、家庭成员和在葬礼过程中直接接触死者尸体的人员。这是埃博拉病毒人际传播最直接的证据。

2. 埃博拉病毒病传播类型多样

（1）动物之间传播：越来越多的研究认为蝙蝠是埃博拉病毒的自然宿主，并引起非人类灵长类动物感染埃博拉病毒并发病。在非洲热带雨林中埃博拉病毒可能在蝙蝠等野生动物中循环，经宿主溢出，引起非人类灵长类动物感染、传播，尤其是随着自然地理生态环境的改变，宿主动物生态行为也随之发生的改变则可能加剧了埃博拉病毒在自然界中的播散。

（2）动物与人之间传播：科学家认为每次埃博拉病毒病暴发流行的首例患者都是接触可疑的动物而感染发病。2013 年 12 月开始的这轮埃博拉疫情的首例患者是几内亚南部靠近塞拉利昂与利比里亚边境地区的 2 岁小儿患者（已经去世），其生前曾被感染埃博拉病毒的果蝠叮咬，随后出现发烧，排出黑色粪便并有呕吐的症状，于 4 天后死亡。实验用感染的动物也会导致实验室研究人员感染发病。1994 年，埃博拉病毒在科特迪瓦黑猩猩中暴发时，一位人类科学家在对一只死亡黑猩猩进行尸体解剖检查的过程中感染埃博拉病毒，这也是有记录的第一起由非人类灵长类动物到人类的跨种感染案例。1996 年，加蓬埃博拉病毒病暴发时的指示病例是通过接触一具黑猩猩尸体而感染。

2001 年 10 月至 2003 年 12 月加蓬和刚果（布）交界地区 5 次埃博拉病毒病暴发中大部分指示病例是猎人，均因处理死亡的大猩猩、黑猩猩等动物尸体而感染。

（3）人与人之间传播：当首例患者在埃博拉病毒病的疫源地感染了该病，作为传染源将迅速传染给与他有密切接触且没有正确防护的人群，最终导致疾病扩散。1976 年，苏丹恩扎拉首例埃博拉病毒病患者发病后不久，与其密切接触的同事及亲友相继发病，疫情波及附近各乡村，并经飞机传播到首都喀土穆。同年扎伊尔的疫情传播也是如此。每次埃博拉病毒病的疫情，除原发病例外，其余病例都是感染者的家属、陪护、医护工作者和参加葬礼接触尸体的人，其都是由于接触了感染者的血液、分泌物、体液，或者暴露于被这些污染的环境中而感染。

3. 埃博拉病毒病传播途径

（1）接触传播：接触传播是埃博拉病毒病最主要的传播方式，是导致该病暴发流行的主要因素。人和非人类灵长类动物感染埃博拉病毒后，均能产生高滴度的病毒血症，其血液、分泌物、呕吐物、排泄物以及其他体液中均含有病毒，有高度的传染性。且埃博拉病毒在患者体内存在的时间较长，已康复的患者体液内仍能检测到埃博拉病毒。当疫情在人群中发生时，患者血液或体液中的病毒可以经皮肤或黏膜传播给接触者，他人也可因接触过患者体液污染的物体而感染。对 1976 ～ 2014 年期间发生的埃博拉病毒病疫情的流行病学调查显示，以下人员是该病的高危人群：与家庭中的患者接触和陪护者、未采取正确及有效防护措施为患者提供救治的医护人员、接触尸体以及参加患者葬礼的人员。

（2）气溶胶传播：吸入感染患者的分泌物、排泄物也可能是感染埃博拉病毒病的重要原因。1955 年有学者用恒河猴、猕猴作为感染埃博拉病毒病实验动物，其含有感染动物分泌物、排泄物的飞沫通过空气传染给了正常猴，证实了气溶胶在埃博拉病毒病传播中起作用。但是一般认为在自然状态下埃博拉病毒经气溶胶传播的可能性较小。

（3）医源性传播：使用未经彻底消毒的注射器是埃博拉病毒病的传播途径之一。在一些落后地区，医疗资源匮乏或者医疗工作者消毒意识不强可能是院内感染的重要原因。在 1976 年埃博拉病毒病暴发期间 318 例患者中有 85 人因在医院使用了未经消毒的注射器而被感染。当时的扎伊尔医院每天早晨只给门诊部发 5 个注射器，使用后只是经过简单冲洗就给下一个患者使用。

（4）性传播：对埃博拉病毒病的康复者进行随访发现，康复数月后男性患者的精液中仍能检测到埃博拉病毒，这一发现意味着埃博拉病毒存在性传播的可能。

4. 人类对埃博拉病毒普遍易感

人类对埃博拉病毒普遍易感。发病主要集中在成年人，可能是由于成年人暴露于埃博拉病毒的机会较多。出现疫情时，感染风险较高的人员为：①医务人员；②与患者有密切接触的家庭成员或其他人；③在葬礼过程中直接接触死者尸体的人员；④在雨林地区接触了森林中死亡动物的人。

需要开展更多研究以了解免疫受损者或者伴有其他基础性疾病的人员是否比他人更易感染该病毒。目前发现在诊所和医院、社区集会或家中，均可通过采取保护性措施以减少暴露于病毒的机会。

5. 埃博拉病毒病流行特征

（1）地区性分布：埃博拉病毒病具有明显的地理流行病学特征，在非洲流行的区域主要是赤道5°以内一些国家的地区，局限在中非热带雨林和东南非洲热带大草原，但已从开始的苏丹、刚果民主共和国扩展到刚果共和国、中非共和国、利比亚、加蓬、尼日利亚、肯尼亚、科特迪瓦、喀麦隆、津巴布韦、乌干达、埃塞俄比亚以及南非。非洲以外地区也有病例报道，均属于输入性或实验室意外感染，未发现有埃博拉病毒病流行。

（2）季节性分布：各次流行的季节均不同，全年均有发病，无明显的季节性，但有报道本次西非三国的人群发病主要集中在 5 ～ 12 月。

（3）年龄与性别：从出生后 3 天～ 70 岁以上人群均有发病，但以成年人为多见。在性别上，女性感染率略高于男性。

6. 埃博拉病毒病疫情解读

埃博拉病毒病在 1976 年 6 月至 2013 年 1 月间造成了明显的、连串的小暴发流行，病死率一直居高不下，详见表 1。2013 年 12 月起的这轮埃博拉病毒病暴发先后波及几内亚、利比里亚、塞拉利昂、尼日利亚、塞内加尔、马里、美国、英国、西班牙等国，并首次超出边远的丛林村庄蔓延至人口密集的大城市。世界卫生组织总干事陈冯富珍表示，这是世界和平和安全所面临的危机。截至 2015 年 11 月 30 日，世界卫生组织在日内瓦发布的埃博拉疫情最新报告显示，埃博拉病毒病确诊病例和可能病例达到了 28 637 人，病死人数达 11 314 人。其中几内亚、利比里亚、塞拉利昂三国为重灾区，死亡病例为 11 299 人，详见表 2。另外在尼日利亚、塞内加尔、马里表现为局部传播，西班牙、美国、英国、意大利出现散发病例，详见表 3。世界卫生组织发布警告说，埃博拉病毒的蔓延威胁到了社会的"根本生存"，并可能导致出现"垮掉的国家"。

表 1 埃博拉病毒病既往疫情年表

年份	国家	埃博拉病毒分型	病例数（例）	死亡数（例）	病死率（%）
1976 年 6-11 月	苏丹	苏丹型	284	151	53
1976 年 9-11 月	扎伊尔 [现刚果（金）]	扎伊尔型	318	280	88
1977 年 6 月	扎伊尔 [现刚果（金）]	扎伊尔型	1	1	100
1979 年 8-11 月	苏丹	苏丹型	34	22	65
1994 年 12 月 -1995 年 2 月	加蓬	扎伊尔型	52	31	60
1994 年 11 月	科特迪瓦	塔伊森林型	1	0	0
1996 年 1-4 月	加蓬	扎伊尔型	31	21	68
1996 年 7 月 -1997 年 1 月	加蓬	扎伊尔型	60	45	75
1996 年 10-11 月	南非（前加蓬）	扎伊尔型	1	1	100

续表

年份	国家	埃博拉病毒分型	病例数（例）	死亡数（例）	病死率（%）
2000 年 8 月 –2001 年 1 月	乌干达	苏丹型	425	224	53
2001 年 11 月 –2002 年 3 月	加蓬	扎伊尔型	65	53	82
2001 年 11 月 –2002 年 3 月	刚果	扎伊尔型	59	44	75
2002 年 12 月 –2003 年 4 月	刚果	扎伊尔型	143	128	90
2003 年 11 月 –12 月	刚果	扎伊尔型	35	29	83
2004 年 4–6 月	苏丹	苏丹型	17	7	41
2005 年 4–5 月	刚果（布）	扎伊尔型	12	10	83
2007 年 5–8 月	扎伊尔 [现刚果（金）]	扎伊尔型	264	187	71
2007 年 12 月 –2008 年 1 月	乌干达	本迪布焦型	149	37	25
2008 年 12 月 –2009 年 2 月	刚果民主共和国	扎伊尔型	32	14	44
2011 年 5 月	乌干达	苏丹型	1	1	100
2012 年 7 月 –2013 年 11 月	乌干达	苏丹型	31	21	68
2012 年 9 月 –11 月	刚果民主共和国	本迪布焦型	36	13	36

注：数据来源于 WHO 官网。

表 2 本轮西非埃博拉疫情统计情况（例）

国家	总病例	确诊病例	死亡数
塞拉利昂	14122	8704	3955
利比里亚	10675	3160	4808
几内亚	3804	3351	2536
合计	28601	15215	11299

注：数据来源于美国 CDC 官方网站，2015 年 11 月 30 日更新。

表 3 受本轮西非疫情影响的国家（例）

国家	总病例	确诊病例	死亡数
尼日利亚	20	19	8
塞内加尔	1	1	0
西班牙	1	1	0
美国	4	4	1
马里	8	7	6
英国	1	1	0
意大利	1	1	0
合计	36	34	15

参考文献

1.Frieden T R, Damon L, Bell B P, et al.Ebola 2014—new challenges, new global response and responsibility. N Engl J Med. 2014, 371（13）：1177-1180.

2.Tambo E, Ugwu E C, Ngogang J Y.Need of surveillance response systems to combat Ebola outbreaks and other emerging infectious diseases in African countries.Infect Dis Poverty，2014，3（1）：29.

3.Bausch D G，Schwarz L.Outbreak of ebola virus disease in Guinea：where ecology meet economy. PloS Negl Trop Dis，2014，8（7）：e3056.

4.Baize S，Pannetier D，Oestereich L，et al. Emergence of Zaire Ebola virus disease in Guinea.N Engl J Med，2014，371（15）：1418-1425.

（徐小微　卢洪洲整理）

埃博拉病毒病发病机制及基础研究进展

7. 埃博拉病毒致病的分子基础

埃博拉病毒属于丝状病毒科，病毒体为杆状或长丝状，是非节段的单股负链 RNA 病毒，直径 80 ~ 100nm，其长度因种类不同而各不相同，300 ~ 1500nm，最长可达 14 000nm。埃博拉病毒基因组全长约 19kb，共 7 个结构蛋白（3'NP、VP24、L5'、VP30、VP40、VP35 和 GPs）和编码 3 个非结构蛋白（Δ-peptide、sGP、ssGP），依次为 3' 端 -NP-VP35-VP40-GPs-VP30-VP24-L-5' 端。病毒基因组编码的各类蛋白在细胞周期中的主要功能如下：VP35 蛋白为 L 蛋白的辅助因子，与病毒复制相关，研究表明 VP35 蛋白具有抑制干扰素产生功能。通常情况下，当病毒进入宿主细胞并释放其核酸进入细胞质后，宿主胞内 IRG-I、MAD5 等蛋白能够探测到病毒核酸分子并且激活 IRG-I、MAD5 等，从而将激活信号传递给线粒体外膜分子 IPS-1，从而激活 IKK ε 等，激活下游干扰素产生信号通路。而 VP35 能够抑制这一过程，从而抑制干扰素的产生；负链 RNA 病毒的基质蛋白通常在病毒的组装和出芽中发挥着重要的作用，埃博拉病毒基质蛋白 VP40 也不例外。VP40 能够组装成丝状的病毒样颗粒，研究表明 VP40 能够和细胞微管蛋白相互作用，提示 VP40 在病毒的组装中发挥重要作用。核蛋白 NP 是埃博拉病毒最大的蛋白分子，含有 739 个氨基酸残基。NP 蛋白可以分为疏水性的 N 端和亲水性的 C 端，和其他的负链非节段 RNA 病毒一样，核蛋白 NP 能够自组装成核衣壳样结构，并且和 RNA 病毒基因组的复制有关。糖蛋白（glycoprotein，GP）GPs 在病毒粒子装配、出芽及致病过程中起关键作用。VP30 蛋白则与病毒的转录相关。VP24 蛋白可能与病毒的组装成熟和出芽释放有关。L 蛋白为 RNA 聚合酶，是病毒基因组转录成 mRNA 所必需的酶。值得注意的是，GPs 蛋白有两种，一种为相对分子质量为

60 000 ～ 70 000 的可溶性蛋白，可溶性蛋白可能与病毒的致病性有关。另一种是相对分子质量为 150 000 ～ 170 000 的跨膜蛋白（GP），其作用是帮助病毒对宿主细胞的黏附和入侵。GP 蛋白与机体内尚未明确的靶细胞受体结合后，促进病毒与靶细胞膜融合，进入宿主细胞并与血管内皮细胞结合，破坏微小血管的完整性，可引起血管渗漏。研究表明，GP 不仅与病毒侵入机体密切相关，而且与病毒参与细胞调控和逃避人体免疫反应等都有一定关系。同时，GP 蛋白能诱导机体产生中和抗体。

8. 解读埃博拉病毒的感染机制

病毒感染细胞的过程一般包括吸附、穿入、脱壳、生物合成、装配、成熟和释放等步骤，虽然目前埃博拉病毒在细胞内感染和复制机制尚未明确，但其感染过程中一些具体步骤已逐渐被揭示，如图 3。

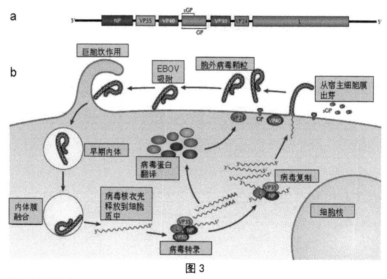

图 3

注：图片摘自 Messaoudi I，et al.Nature，2015

（1）病毒的内吞和巨胞饮作用：病毒感染人体细胞后，首先通过网格蛋白和小凹蛋白发生内吞，内吞作用是生物体摄取生物大分子的主要形式，其中网格蛋白介导的内吞作用是由网格蛋白和接头蛋白的募集开始。网格蛋白是由三条轻链和三条重链构成的三聚物，激活后在细胞膜内表面聚集，然后被网格蛋白包裹的有被小凹发生内陷、缢缩、包被液泡芽殖和包被液泡脱壳。最后脱壳后的网格蛋白会被胞膜上的接头蛋白迅速回收，以便于下一次使用。有研究发现一些有被小凹形成抑制剂，如佛波醇酯、胆固醇螯合剂等药物能够抑制丝状假病毒进入人体细胞，以此推断丝状病毒可能是通过细胞表面有被小凹蛋白介导的内吞作用进入宿主细胞。Bhattacharyya 等研究了一些抑制剂对含有埃博拉病毒包膜糖蛋白的人类免疫缺陷病毒假病毒感染细胞的影响，发现其中一种抑制剂为氯丙嗪，它可以通过使网格蛋白在内体膜附近集聚从而阻止网格蛋白回收。此外，用小干扰 RNA 敲除网格蛋白重链基因，也能抑制该假病毒对细胞的侵染。以上研究结果说明埃博拉病毒可能是通过网格蛋白介导的内吞作用来感染细胞。胞饮作用是细胞内吞作用从外界获取物质及液体的一种方式，是细胞外的微粒通过细胞膜的内陷包裹形成小囊泡（胞饮囊泡），最终与溶酶体相结合并将囊泡内部的物质水解或者分解的过程。这个过程能非选择性地吞入营养物质、可溶性分子和抗原等。胞饮作用根据其产生的机制不同分为 4 种：陷窝蛋白依赖的内吞（caveolin-dependent endocytosis）、网格蛋白依赖的内吞（clathrin-dependent endocytosis）、巨胞饮（macropinocytosis）以及网格蛋白和陷窝蛋白非依赖的内吞（clathrin-and caveolin-independent endocytosis）。巨胞饮作用依赖于肌动蛋白，其过程开始于膜表面褶皱产生的巨噬泡。传统的小凹蛋白和网格蛋白介导的内吞作用的内吞泡直径通常分别小于 100nm 和 200nm，因此推论埃博拉病毒这样较大的病毒样颗粒可能通过巨胞饮作用进入细胞。Aleksandrowicz 等也发现埃博拉病毒样颗粒主要通过巨胞饮作用进入细胞，他们认为埃博拉病毒样颗粒可能刺激细胞使细胞膜发生褶皱和内陷，从而引发了巨胞饮作用将病毒样颗粒吞入细胞。几种巨胞饮作用的抑制剂如钠/氢离子交换体阻滞剂、渥曼青霉素和拉春库林 A 均可以抑制埃博拉病毒样颗粒进入细胞内部。也有研究发现埃博拉病毒的 GP 蛋白首先与细胞膜上受体结合，通过激活细胞膜表面肌动蛋白调节分子引发细胞表面褶皱，进而开始巨胞饮作用。此外，Saeed 等使用了具有复制和感染能力的扎伊尔型埃博拉病毒来感染绿猴肾细胞和人胚胎肾细胞，结果显示该病毒的穿入与小凹蛋白、网格蛋白、马达蛋白均无关，但表现出巨胞饮作用的特征（病毒与细胞膜上受体的结合直接刺激了细胞对液相的吸收以及局部肌动蛋白的聚合）。

（2）病毒的胞内融合机制：埃博拉病毒的胞内融合目前主要与 Niemann-Pick C1 和组织蛋白酶有关。包膜病毒需要将病毒包膜和宿主细胞膜或内体膜融合，然后将基因组释放到胞质中进行复制。融合过程通过病毒表面的跨膜糖蛋白介导，不同的病毒融合蛋白有不同结构和与该结构相关的不同激活模式，因而也就有不一样的融合机制。尽管如此，不同的病毒融合机制均遵循以下大致的过程：在激活剂的作用下，病毒包膜蛋白与宿主内体膜相结合，触发病毒融合蛋白构象改变，暴露出中心融合肽以介导内体膜和病毒包膜融合，然后释放遗传物质进入胞内。

（3）组织蛋白酶：埃博拉病毒的包膜蛋白为 I 型病毒融合蛋白，它由两个亚基组成：连接亚基 GP1 和融合亚基 GP2，两亚基之间以二硫键相连。最新研究表明，埃博拉病毒 GP1 和 GP2 在 pH 较低时并不能独自完成构型改变和介导融合，可能还需要另外的刺激信号，如与其他的细胞内蛋白进行结合来触发构象改变，完成融合准备。研究者通过小分子干扰 RNA 和化学抑制剂的作用，确证了组织蛋白酶 L 和组织蛋白酶 B 在埃博拉病毒糖蛋白介导的感染中所起的作用。结果显示组织蛋白酶 L 和组织蛋白酶 B 将 GP1 切割为相对分子量为 19 大小的片段来为融合过程做好准备，但该片段是如何触发膜的结合和诱导融合的机制目前还尚不明确。Brecher 等通过将不同形态的 GP 与脂质体结合，证明了脂质体与相对分子量为 19 的片段结合所需的激活温度最低，这说明它是最适宜融合的形态。但是在另外一个课题组的研究中，Martinez 等却认为组织蛋白酶 L 对埃博拉病毒感染人树突状细胞几乎没有作用，提示组织蛋白酶 L 和组织蛋白酶 B 在埃博拉病毒感染细胞中的作用机制尚待进一步的研究。另外也有研究表明，埃博拉病毒除了表达膜融合蛋白 GP 外，还表达另外两种蛋白：Δ-肽段和分泌型糖蛋白，其中分泌型糖蛋白包括小分子可溶糖蛋白（ssGP）和可溶糖蛋白（sGP），这些糖蛋白与 GP 蛋白具有相同的 N 端，其中包含受体结合区域，但是具有不同的 C 末端。Radoshitzky 等将合成的 ssGP、sGP 以及 Δ-肽段分别加入 Hela 和 Vero E6 等细胞系中孵育，发现这些肽段能抑制逆转录假病毒通过 GP 介导的方式穿入细胞。推测可能的机制是这些糖蛋白与 GP 蛋白竞争结合内体上丝状病毒的受体，或者是干扰了组织蛋白酶对 GP 的切割，然而这些假设还有待实验进一步明确。

（4）C 型尼曼-匹克蛋白 1（Niemann-Pick C1，NPC1）：相关研究认为埃博拉病毒进入细胞也与 NPC1 有关，NPC1 编码一种膜蛋白，主要负责参与细胞内胆固醇的转运。通过对 NPC1 突变的细胞进行感染实验，发现携带埃博拉病毒包膜蛋白且有复制能力的水泡性口炎病毒几乎不感染该细胞；而当细胞再次表达 NPC1 后它又恢复了对病毒的易感性。与此一致的是，Cote 研究了一些针对 NPC1 的小分子抑制剂，如苄基哌嗪金刚烷二酰胺衍生物，发现其对埃博拉病毒感染绿猴肾细胞有干扰作用。由此，他们提出了相近的埃博拉病毒侵染细胞的可能机制：首先埃博拉病毒通过内吞作用进入宿主细胞，然后在内体内被组织蛋白酶 B 剪切，剪切后的埃博拉病毒的 GP 与 NPC1 结合，最后膜融合，GP 将遗传物质释放入胞质中。另外的研究也发现埃博拉病毒穿入细胞的受体可能是酪氨酸激酶家族的几种成员。

9. 埃博拉病毒的免疫学致病机制解读

接触具有感染性的组织或体液时，埃博拉病毒可通过针刺伤口或损伤的皮肤进入人体。在易感动物模型中，有结果表明病毒可经由气溶胶方式经黏膜感染机体，病毒进入人体后，早期即可进入树突状细胞和单核细胞、巨噬细胞复制，并诱发趋化因子和细胞因子的释放。病毒还可与这些细胞表面的凝集素受体结合，从而随这些细胞在体内散播。体内试验显示出感染埃博拉病毒后髓样细胞触发受体 1 快速表达，这将会导致趋化因子和细胞因子进一步释放。同时单核细胞和巨噬细胞会过度表达细胞表面组织因子，促进凝血异常发生。一项研究发现感染埃博拉病毒的幸存者血的病毒载量约为 10^7copies/ml，而病死者血病毒载量往往达到 10^{10}copies/ml，提示病毒的复制成功是直接导致组织损伤甚至疾病致死的重要一环。

（1）血清细胞因子的改变：单核细胞和巨噬细胞感染后分泌的趋化因子和促炎性细胞因子包括白细胞介素 1、巨噬细胞炎性蛋白质 1α、肿瘤坏死因子 α 及活性氮氧自由基，导致以正反馈形式使更多的单核细胞和巨噬细胞以及中性粒细胞募集至感染部位，并进一步促使血管通透性增加和血管扩张。多形核细胞可以被病毒颗粒诱导从而脱颗粒，加剧这种早期炎症反应，并激活这些多形核细胞。这样的早期炎症反应未必是完全有害的，它也有可能在早期帮助机体建立好的免疫反应趋势甚至免疫适应过程。扎伊尔型埃博拉病毒病死者血清可检测到 IL-1RA、IL-1β、IL-8、IL-6、IL-16、IL-15、MIP-1β、MIP-1α、单核细胞趋化蛋白 -1、巨噬细胞集落刺激因子、诱导蛋白 -10、巨噬细胞抑制因子、生长调节癌基因蛋白 - α 及嗜酸细胞活化趋化因子显著上升；存活者血清仅可测及 MIP-1α、MIP-1β、IL-1β 和 IL-6 暂时性中度上升。苏丹型埃博拉病毒病死者中血清仅见 MIP-1α、MIP-1β、IL-6 和 IL-1β 显著上升，其余细胞因子无明显变化；存活患者的血清中仅见干扰素 α 上升。本迪布焦型埃博拉病毒病死者中，可见 IL-10 显著上升，而 IL-6、TNF-α、IL-1α、IL-1β、水平反而下降；存活者中未见细胞因子水平有异常变化。

（2）干扰素（IFN）反应的抑制：另外，IFN 在抗病毒和保护机体中起到重要的作用。而多项研究表明埃博拉病毒有减少 IFN 分泌以及阻断其作用通路的能力，因此对以树突状细胞（dendritic cells，DCs）为主的多种免疫细胞的功能有巨大的影响，同时阻断了固有免疫和获得性免疫之间的重要通路。小鼠实验发现，本来对本病毒有高度抵抗能力的小鼠在敲除 IFN α/β 受体或信号转导与转录激活因子（STAT）1 或注射 IFN 抗体后会对本病毒易感，提示 IFN 为重要保护性因子。现已发现两种病毒编码的蛋白（VP24 和 VP35）具有能影响 IFN 的作用。VP24 干扰 STAT1 的核聚集，以此阻断 I 型 IFN 通路，导致被感染机体的免疫系统对这有抗病毒作用的信号转导通路不敏感；而 VP35 则通过阻断 IFN 调节因子 -3 来减弱 IFN 反应，同时减少 IFN α/β 生成。因此，感染后的 DCs 不会分泌 IFNα，也无法被完全激活成熟，同时 I 型主要组织相容性复合体（major histocompatibility complex，MHC）表达下降。此外，IFN 的分泌减弱会导致自然杀伤细胞和稳定自然杀伤细胞（iNKT）激活减弱。有研究指出，在小鼠体内实验中，用抗体或敲除阻滞 NK 细胞可导致小鼠对本病抵抗能力下降，可见 NK 细胞也是一个对抗埃博拉病毒的重要因子。

（3）获得性免疫的抑制：如前所述，DCs 在感染埃博拉的过程中，尤其在死亡患者中，会出现 I 型 MHC 表达以及抗原提呈能力严重下降的现象，提示机体获得性免疫被削弱。现有观点认为病毒通过淋巴系统作为转运媒介，散播并感染内皮细胞及多种脾、肺和肝细胞，加剧病毒在体内的复制和传播。然而在该病程稍早期可见大量的凋亡淋巴细胞，这构成疾病致死过程中的重要一环。一项研究表明，多种分子机制可共同促发这个现象的发生，包括 Fas-FasL 和 TNF 相关凋亡诱导配体。然而具体的机制仍在研究中，现有研究指出受感染的巨噬细胞分泌的一氧化氮可诱导细胞发生凋亡，而功能不全的 DCs 和整体上的免疫抑制状态加剧了这种现象的发生。

关于获得性免疫具体机制方面，在体液免疫环节中，病毒编码的糖蛋白不仅帮助病毒出芽释放，还具有原子空间遮盖和表位伪装的作用。糖蛋白表面被大量 N- 和 O- 连接唾液酸和寡糖覆盖，帮助它达成空间遮盖和表位伪装的功能，使得中和抗体难以识别病毒特异性表位以中和病毒，病毒抗原也因为被遮挡以至于难以被抗原提呈细胞识别。值得注意的是，病毒糖蛋白基因不仅编码糖蛋白，还编码一种非病毒结构性的分泌性糖蛋白，它与糖蛋白共享一些抗原表位。前期研究曾认为分泌性糖蛋白在细胞层面上有直接的免疫病理作用，如结合中心粒细胞，增加血管通透性，诱导淋巴细胞凋亡等功能，而后续的研究已将这些观点推翻。近期研究主要集中在其于体液免疫中和其对疫苗研发的作用。在转录水平上，糖蛋白与分泌性糖蛋白产生定量比率约为 1：2.8，然而糖蛋白为三聚体，分泌性糖蛋白为二聚体，再经过转录后修饰等环节，最终血浆中二者丰度比率为 1：4.4，由于糖蛋白与分泌性糖蛋白共享部分抗原表位，高度提示分泌性糖蛋白会大量结合糖蛋白抗体，致其滴度下降。研究中还发现，以 GP 作为抗原免疫原的动物模型中，一旦以分泌性糖蛋白刺激，则抗糖蛋白效应明显下降，推测可能因为共享表位的存在，即便是以糖蛋白为免疫原免疫实验动物，实验动物体内仍会产生少量针对分泌性糖蛋白表位的免疫细胞。一旦以分泌性糖蛋白刺激后，大量扩增的分泌性糖蛋白特异性免疫细胞会在数量上与糖蛋白特异性免疫细胞竞争，以至于危害糖蛋白特异性免疫细胞的存在。因此可以推测，经糖蛋白源性疫苗免疫后的人类，可能在感染埃博拉病毒后，因分泌性糖蛋白大量增生，而使免疫效果大打折扣。

尽管如此，利用生物工程技术，以不同病毒包装的糖蛋白疫苗能不同程度地诱导病毒特异性 T 和 B 淋巴细胞反应。经分析其血清抗体水平与生存率呈正相关，结合疫区将幸存患者血清用于后续出现的埃博拉病毒病患者这种疗法的成功经验，使部分研究者将目光投向体液免疫环节。前期试验包括使用 KZ52 单克隆抗体或其他多克隆抗体作为预防性或治疗性疫苗的最终效果并不如人意，推测可能是由于前述分泌性糖蛋白抗体耗竭或糖蛋白抗原表位遮盖等作用。然而类似于抗人类免疫缺陷病毒的高效抗反转录病毒疗法，有研究使用 3 种表型无重叠的病毒特异性抗体注射入已感染非人类灵长类动物，发现其有明显的保护性作用。后续研究中发现，发病 13 周再次注射病毒后，6 只动物中有 2 只死亡。研究 2 只死亡动物血样发现，其中缺乏 CD4$^+$IFNg$^+$GP 特异性 T 淋巴细胞，显示其未能建立特异性的病毒免疫记忆反应可能与这种机制有很大关系。这也激励医学界深入关注多价单克隆抗体疗法对于本病的治疗作用，并且催生了 ZMapp 这种治疗性药物（即 MB-003 和 ZMAb 的合剂）的研发。近期的研究更是将 ZMAb 原理和其他药物联合，探讨其治疗作用。一项研究联合 ZMAb 和腺病毒载体的 IFNα 治疗感染埃博拉病毒的实验动物，探讨其在病程不同阶段对恒河猴和短尾猴的治疗作用，结果发现，50% 的短尾猴（感染后第 1 天注射 Ad-IFN，感染后第 4 天注射 50mg/kg 的 ZMAb），75% 的短尾猴（感染后第 3 天注射 Ad-IFN 和 50mg/kg 的 ZMAb）和 100% 的恒河猴（感染后第 3 天注射 Ad-IFN 和 50mg/kg 的 ZMAb）获得病毒清除性存活。

（4）抗埃博拉的先天免疫机制：主动免疫方面，多数研究所关注的特异性抗原表位主要也是糖蛋白。一项研究发现，利用扎伊尔型埃博拉病毒的糖蛋白上的 MFL 片段（氨基酸残基 393 ～ 556），能诱导出较强的免疫反应，并产生大量中和性抗体。使用重组 VSV 载体制备的二价苏丹型埃博拉病毒 VGP 及 MFL 片段疫苗可于小鼠体内诱导出抗扎伊尔型和苏丹型埃博拉病毒的交叉免疫力，并产生大量中和抗体。另一项疫苗实验中（同样以 VSV 为载体，EBOV-GP 为抗原），免疫后的小鼠中，在不同时间节点使其感染小鼠适配的埃博拉病毒，6.5 个月和 9 个月的生存率均为 100%，12 个月生存率为 80%。以其免疫豚鼠后，在不同时间节点使其感染豚鼠适配的埃博拉病毒，7 个月的生存率为 83%，12 个月和 18 个月的生存率均为 100%。经分析实验数据得出，实验动物感染前，其血浆内仍存在 EBOV-GP 特异性 IgG 与生存率呈正相关。

几项研究结果则认为细胞免疫在获得性免疫中具有重要作用。研究显示，CD4$^+$ T 淋巴细胞、CD8$^+$T 淋巴细胞和 B 淋巴细胞分别缺失的 3 组小鼠被注射埃博拉病毒后，仅 CD8$^+$ T 淋巴细胞缺失组无小鼠存活，CD8$^+$ T 淋巴细胞在细胞免疫过程中起到巨大作用。另一项类似的灵长类动物实验中，以基于腺病毒的特异性疫苗主动免疫实验动物后，将其的特异性 IgG 浓缩后输入未免疫的同种动物时，仅能保护 5 只中的 1 只，而利用抗体消减已主动免疫的动物的 CD8$^+$T 淋巴细胞后，5 只中的 4 只免疫保护作用消失，而存活的 1 只血样中 CD4$^+$T 淋巴细胞水平在 5 只中是最高的。这不仅说明 CD8$^+$T 淋巴细胞具有保护性作用，也从侧面反映出个体获得性免疫功能中各免疫细胞及其功能的平衡十分重要。

10. 埃博拉病毒发病机制

通过直接接触埃博拉感染动物可以导致人类感染，病毒可以通过突破皮肤和黏膜屏障进入人体内。利用非人类灵长类动物模型的研究为埃博拉病毒感染的病理机制提供了重要依据。免疫组化和原位杂交实验显示埃博拉病毒可感染许多细胞类型，包括巨噬细胞、树突状细胞、肝脏中的 Kupffer 细胞、成纤维母细胞、肝细胞、肾上腺细胞、内皮细胞和上皮细胞。埃博拉病毒时间依赖的研究发现，病毒优先在巨噬细胞和树突状细胞中复制。然后埃博拉病毒从感染部位迁徙到局部的淋巴结，继而引起病毒血症，再侵犯各系统的组织器官，以肝脾损害为主。埃博拉病毒的入侵主要引发人体促炎性细胞因子的释放、血管渗漏和损伤凝血，伴随着淋巴组织和细胞的损失，树突状细胞和单核细胞会分泌多种可溶性因子。而全身病毒传播和复制，一般会导致宿主免疫应答的失调和凝血功能异常，最终导致机体的多器官功能衰竭和休克。

（1）引起休克的机制：据非人灵长类动物的实验报道，感染埃博拉病毒的试验动物血液中一氧化氮的浓度远高于健康对照组，而一氧化氮是一种引起低血压的重要介质。也有研究证实，在埃博拉病毒病患者中经常会发现肾上腺皮质的感染和坏死。因此，推测埃博拉病毒病引起休克的主要机制是病毒感染机体后，产生炎性信号蛋白和一氧化二氮，导致组织的损伤加重和血管完整性破坏，引起血管渗漏血压降低。作为人体血压控制的重要组成肾上腺皮质，其坏死不仅导致类固醇合成功能受损，而且引起体内的体液失衡，加上钠的流失，进一步加重了机体的低血容量状态。

（2）诱发出血的机制：埃博拉病毒触发机体凝血障碍引起出血的机制虽然还没有完全被揭示，但目前的研究发现，被病毒感染的单核细胞和巨噬细胞释放了许多组织因子，继而引起机体凝血机制的异常。埃博拉病毒侵入机体后，首先感染局部淋巴结内的单核细胞、巨噬细胞和其他单核吞噬系统的细胞，然后病毒释放到淋巴或血液中，引起肝脏、脾脏以及全身巨噬细胞的感染。感染的单核巨噬细胞被激活后，释放大量的趋化因子和细胞因子，如肿瘤坏死因子等。同时，埃博拉病毒分泌糖蛋白可与人体内皮细胞结合，诱发血管内皮细胞结构损伤，引起血管内皮细胞的通透性增加，并且诱导表达内皮细胞表面黏附和促凝因子，释放相关组织因子等。一些研究结果认为，凝血功能障碍是由多种因素造成的，尤其是在埃博拉病毒病的病程后期，抗原递呈细胞被感染和激活，天然抗凝血浆和 C 反应蛋白浓度迅速下降，埃博拉病毒和炎症介质的浓度增高，肝细胞不同程度的坏死和出血倾向等，这些都进一步加重了凝血因子和相关血浆蛋白的合成减少。另有研究表明，埃博拉病毒病导致的凝血障碍并非是由病毒破坏血管内皮细胞溶解造成的，而可能是由内皮细胞功能障碍造成的。也有部分学者认为，埃博拉病毒在进入血流后会释放出促进凝血的相关蛋白，激发凝血机制，导致凝血因子失调和凝血功能障碍，在微小血管内产生凝血，使肾、肾上腺、肝和脾等器官组织缺血坏死，最终导致多器官功能衰竭及弥散性血管内凝血的发生。

（3）最终导致的病理改变：人体在感染埃博拉病毒后，埃博拉病毒病的潜伏期为（15.3±9.3）天，约 95% 的患者在感染埃博拉病毒的 21 天内出现埃博拉病毒病的相关症状。事实上，埃博拉病毒感染人体单核细胞和巨噬细胞等细胞的直接结果会导致机体释放很多相关炎症细胞因子，比如 IFN-α、IFN-γ、IL-1、IL-2、IL-6、IL-8、IL-10 等，继而导致人体出现发热等症状。患者在出现症状几天后，就会发生重度呕吐和腹泻，电解质紊乱，引发血容量下降，最后导致低血容量休克。由于埃博拉病毒的高致病性和高死亡率，世界上很少有人去研究和阐明人类感染埃博拉病毒后机体的病理变化。迄今为止，实验室常用的埃博拉病毒动物模型包括非人灵长类动物、豚鼠和小鼠。与人类埃博拉病毒感染后最相似的动物模型是食蟹猴与恒河猴，均对埃博拉病毒高度敏感。其中，恒河猴模型的感染过程更接近人类。这些动物感染埃博拉病毒后，机体会出现埃博拉病毒病的一系列病理改变。这些动物模型的病理生理变化与人类感染埃博拉病毒非常类似，目前比较认同的是人类感染埃博拉病毒后导致的埃博拉病毒病的主要病理变化是皮肤、黏膜和脏器的出血，多组织器官出现点灶性坏死，尤以肝脏和淋巴组织最为严重。

人体主要的病理学改变包括：①血管的通透性增强：机体出现皮肤、黏膜和多脏器的出血，比如面部水肿、口腔、鼻腔、球结膜、胃肠道、阴道、皮肤、肾出血、尿路等部位的出血等。②凝血功能障碍：包括两个体系即血液凝血体系的启动和纤溶系统的缺陷。人体感染埃博拉病毒后会出现血小板的减少，凝血因子的消耗，纤维蛋白降解产物浓度的增加，这些都会导致皮肤出现淤点和淤斑、黏膜充血和出血、体内脏器的弥漫性出血。然而，大量失血比较罕见，而且仅限于胃肠道，即使大量出血，很少有证据表明这样的失血会导致死亡。而弥散性血管内凝血主要出现在患者感染的晚期。③神经系统受累：脑组织受累后主要引起头痛、肌肉痛和神志的改变，如嗜睡和谵妄。④免疫系统抑制：主要受累的是单核吞噬细胞系统。表现为淋巴细胞的减少及淋巴组织的点状坏死，免疫细胞出现大量凋亡。⑤皮肤的损害：病毒侵犯到皮肤后出现以皮下出血为主的病理改变。皮肤出现广泛而严重的皮疹样变化，有麻疹样、斑疹样、丘疹样、红斑样、紫癜样改变，还有血疱和大疱。部分患者皮损也可较长期不退。但皮损改变可能是非特征性皮肤变化，尚不能作为埃博拉病毒病的诊断和用于临床判断病情与治疗效果的依据。⑥全身多发性器官功能衰竭及坏死：早期表现为器官的功能减退，后期表现为脏器的衰竭坏死，以肝、肾、脾、生殖腺为主。很多脏器可以出现点灶样坏死。肝细胞的点灶样坏死是埃博拉病毒病最显著最典型的病理特征，并可见小包涵体和凋亡小体。对于生殖腺，主要引起睾丸炎和睾丸的萎缩。而埃博拉病毒病患者的最后死亡原因多见于低血容量休克或多发性器官功能衰竭。

11. 埃博拉病毒病新的研究展望

埃博拉病毒病是一个具有高致病率和高病死率的病毒传染性疾病，必须进一步深入探索埃博拉病毒的感染和致病机制，为治疗埃博拉病毒病提供有力的科学依据。毫无疑问，对于埃博拉病毒病的治疗及预防，疫苗是缓解埃博拉病毒病持续传播最有效的方法。迄今为止，尽管尚未找到用于预防该疾病的特异性疫苗和治疗该疾病的特效药物，但目前研究比较成熟且进入临床验证阶段的疫苗主要有两个：其一，抗埃博拉病毒疫苗重组黑猩猩腺病毒血清型3已经在疫苗研究中心投入临床Ⅰ期实验，主要有两种类型，即：一种为针对扎伊尔型和苏丹型的二价疫苗，另一种是只针对扎伊尔型的单价疫苗，后者已被大量制造并且广泛使用；其二，抗埃博拉病毒疫苗重组水泡性口炎病毒疫苗，该疫苗已经在美国进行临床Ⅰ期实验，并证明其具有很高的安全性，但距离真正的投入使用还需要不断地验证其安全性和免疫活性。虽然研究者对该病的发病机制和病理有了一些研究，但是还有更多的未知领域尚待研究发现。比如，病毒作用的小分子 TRAIL，在病毒感染中抑制和杀伤靶细胞可能是通过 TRAIL/TRAIL-R 信号通路介导，但具体机制尚未完全清楚。埃博拉病毒病的最新暴发，既是一种挑战更是一个契机。相信通过大量的实验动物模型和更加深入的机制研究，能更加透彻地了解埃博拉病毒病的发病机制和病理变化，从而采取有效措施将埃博拉病毒病的发病率和死亡率降到最小，并且为埃博拉病毒病的治疗提供更好的干预策略和治疗药物。

参考文献

1.Kühl A，Pöhlmann S.How Ebola virus counters the interferon system. Zoonoses Public Health，2012，59（Suppl 2）：116-131.

2.Kawaoka Y.How Ebola virus infects cells.N Engl J Med，2005，352（25）：2645-2646.

3.Manicassamy B，Wang J，Rumschlag E，et al.Characterization of Marburg virus glycoprotein in viral entry.Virology，2007，358（1）：79-88.

4.Empig C J，Goldsmith M A. Association of the caveola vesicular system with cellular entry by filoviruses. J Virol ，2002，76（10）：5266-5270.

5.Bhattacharyya S，Warfield K L，Ruthel G，et al.Ebola virus uses clathrin-mediated endocytosis as an entry pathway.Virology，2010，401（1）：

18-28.

6.Traub L M.Clathrin couture：fashioning distinctive membrane coats at the cell surface.PLoS Biol, 2009, 7（9）：e1000192.

7.Aleksandrowicz P, Marzi A, Biedenkopf N, et al.Ebola virus enters host cells by macropinocytosis and clathrin-mediated endocytosis.J Infect Dis, 2011, 204（Suppl 3）：S957-S967.

8.Nanbo A, Imai M, Watanabe S, et al.Ebolavirus is internalized into host cells via macropinocytosis in a viral glycoprotein-dependent manner.Plos Pathog, 2010, 6（9）：e1001121.

9.Saeed M F, Kolokoltsov A A, Albrecht T, et al. Cellular entry of ebola virus involves uptake by a macropinocytosis-like mechanism and subsequent trafficking through early and late endosomes. PLoS Pathog, 2010, 6（9）：e1001110.

10.Bale S, Liu T, Li S, et al.Ebola virus glycoprotein needs an additional trigger, beyond proteolytic priming for membrane fusion.PLoS Negl Trop Dis, 2011, 5（11）：e1395.

11.Schornberg K, Matsuyama S, Kabsch K, et al.Role of endosomal cathepsins in entry mediated by the Ebola virus glycoprotein.J Virol, 2006, 80（8）：4174-4178.

12.Brecher M, Schornberg K L, Delos S E, et al.Cathepsin cleavage potentiates the Ebola virus glycoprotein to undergo a subsequent fusion-relevant conformational change.J Virol, 2012, 86（1）：364-372.

13.Martinez O, Johnson J, Manicassamy B, et al. Zaire Ebola virus entry into human dendritic cells is insensitive to cathepsin L inhibition. Cell

Microbiol, 2010, 12 (2): 148-157.

14.Radoshitzky S R, Warfield K L, Chi X, et al. Ebolavirus delta-Peptide immunoadhesins inhibit marburgvirus and ebolavirus cell entry.J Virol, 2011, 85 (17): 8502-8513.

15.Carette J E, Raaben M, Wong A C, et al.Ebola virus entry requires the cholesterol transporter Niemann-Pick C1. Nature, 2011, 477 (7364): 340-343.

16.Côté M, Misasi J, Ren T, et al.Small molecule inhibitors reveal Niemann-Pick C1 is essential for Ebola virus infection.Nature, 2011, 477 (7364): 344-348.

17.Shimojima M, Takada A, Ebihara H, et al.Tyro3 family-mediated cell entry of Ebola and Marburg viruses.J Virol, 2006, 80 (20): 10109-10116.

18.Reed D S, Lackemeyer M G, Garza N L, et al.Aerosol exposure to Zaire ebolavirus in three nonhuman primate species: differences in disease course and clinical pathology.Microbes infect, 2011, 13 (11): 930-936.

19.Cai M, Chen Q, Chen C, et al.Activation of triggering receptor expressed on myeloid cells-1 protects monocyte from apoptosis through regulation of myeloid cell leukemia-1.Anesthesiology, 2013, 118 (5): 1140-1149.

20.Zampieri C A, Sullivan N J, Nabel G J.Immunopathology of highly virulent pathogens: insights from Ebola virus.Nat Immunol, 2007, 8 (11): 1159-1164.

21.Wau quier N, Becquart P, Padilla C, et al.Human fatal zaire ebola virus infection is associated with an aberrant innate immunity and with massive lymphocyte apoptosis.PLoS Neglect Trop Dis, 2010, 4 (10): e837.

22.Hutchinson K L, Rollin P E.Cytokine and chemokine expression in humans infected with Sudan Ebola virus.J Infect Dis, 2007, 196 (Suppl 2): S357-S363.

23.Gupta M, MacNeil A, Reed Z D, et al.Serology and cytokine profiles in patients infected with the newly discovered Bundibugyo ebolavirus.Virology, 2012, 423 (2): 119-124.

24.Reid S P, Leung L W, Hartman A L, et al.Ebola virus VP24 binds karyopherin alpha1 and blocks STAT1 nuclear accumulation.J Virol, 2006, 80 (11): 5156-5167.

25.Bosio C M, Aman M J, Grogan C, et al.Ebola and Marburg viruses replicate in monocyte-derived dendritic cells without inducing the production of cytokines and full maturation.J Infect Dis, 2003, 188 (11): 1630-1638.

26.Valmas C, Grosch M N, Schümann M, et al.Marburg virus evades interferon responses by a mechanism distinct from ebola virus.PLoS Pathog, 2010, 6 (1): e1000721.

27.Hensley L E, Young H A, Jahrling P B, et al.Proinflammatory response during Ebola virus infection of primate models : possible involvement of the tumor necrosis factor receptor superfamily.Immunol Lett, 2002, 80 (3): 169-179.

28.Gupta M, Spiropoulou C, Rollin P E.Ebola virus infection of human PBMCs causes massive death of macrophages, CD4 and CD8 T cell sub-populations in vitro.Virology, 2007, 364 (1): 45-54.

29.Reed D S, Hensley L E, Geisbert J B, et al.Depletion of peripheral blood T lymphocytes and NK cells during the course of ebola hemorrhagic Fever in cynomolgus macaques.Viral Immunol, 2004, 17 (3): 390-400.

30.Cook J D, Lee J E.The secret life of viral entry glycoproteins : moonlighting in immune evasion.PLoS Pathog, 2013, 9 (5): e1003258.

31.Mohan G S, Li W, Ye L, et al.Antigenic subversion : a novel mechanism of host immune evasion by Ebola virus.PLoS Pathog, 2012, 8 (12): e1003065.

32.Jahrling P B, Geisbert J B, Swearengen J R, et al.Ebola hemorrhagic fever : evaluation of passive immunotherapy in nonhuman primates.J Infect Dis, 2007, 196 (Suool 2): S400-S403.

33.Qiu X, Audet J, Wong G, et al.Successful treatment of ebola virus-infected cynomolgus macaques with monoclonal antibodies.Sci Transl Med, 2012, 4 (138): 138ra81.

34.Qiu X, Audet J, Wong G, et al.Sustained protection against Ebola virus infection following treatment of infected nonhuman primates with ZMAb.Sci Rep, 2013, 3 : 3365.

35.Qiu X, Wong G, Fernando L, et al.mAbs and Ad-Vectored IFN-α therapy rescue Ebola-infected nonhuman primates when administered after the detection of viremia and symptoms.Sci Transl Med, 2013, 5 (207): 207ra143.

36.Wang Y, Liu Z, Dai Q.A highly immunogenic fragment derived from Zaire Ebola virus glycoprotein elicits effective neutralizing antibody. Virus Res, 2014, 189 : 254-261.

37.Wong G, Audet J, Fernando L, et al.Immunization with vesicular stomatitis virus vaccine expressing the Ebola glycoprotein provides sustained long-term protection in rodents.Vaccine, 2014, 32（43）：5722-5729.

38.Jones S M, Stroher U, Fernando L, et al.Assessment of a vesicular stomatitis virus-based vaccine by use of the mouse model of Ebola virus hemorrhagic fever.J Infect Dis, 2007, 196（Suppl 2）：S404-S412.

39.Warfield K L, Swenson D L, Olinger G G, et al.Ebola virus-like particle-based vaccine protects nonhuman primates against lethal Ebola virus challenge.J Infect Dis, 2007, 196（Suppl 2）：S430-S437.

40.Sullivan N J, Hensley L, Asiedu C, et al.CD8+ cellular immunity mediates rAd5 vaccine protection against Ebola virus infection of nonhuman primates.Nat Med, 2011, 17（9）：1128-1131.

41.Feldmann H, Geisbert T W.Ebola haemorrhagic fever.Lancet, 2011, 377（9768）：849-862.

42.Messaoudi I, Amarasinghe G K, Basler C F.Filovirus pathogenesis and immune evasion：insights from Ebola virus and Marburg virus.Nat Rev Microbiol, 2015, 13（11）：663-676.

43.Singh G, Kumar A, Singh K, et al.Ebola virus：an introduction and its pathology.Rev Med Virol, 2015.

（吴南屏整理）

埃博拉病毒病的临床表现

2015 年西非三国埃博拉病毒病大暴发前的 37 年，埃博拉病毒感染被误诊为流行性出血热。可能原因：①既往病例多为散发，跨度时间 37 年，70.8%（17/24）单次发病人数＜70 例，5 次发病人数＜10 例；②医疗条件差，患者就诊过晚处于终末期，医务人员观察到的多为终末期症状；③医务人员感染率高，影响医生对病情的准确观察。2014 年 4 月 WHO 正式将"埃博拉病毒感染"的名称改为"埃博拉病毒病"，表明对埃博拉感染有了全新的认识。通过对 3343 例确诊和 667 例疑似为埃博拉病毒病患者的发现，埃博拉病毒病患者的主要症状包括发热（87.1%）、疲劳（76.4%）、无食欲（64.5%）、呕吐（67.6%）、腹泻

（65.6%）、头痛（53.4%）和腹痛（44.3%），易出现失水和休克，而出血症状少见约7%，见图4。因此，出血并非像肾综合征出血热那样是主要症状。这对临床医生接诊患者时进行鉴别诊断具有十分重要的指导价值。

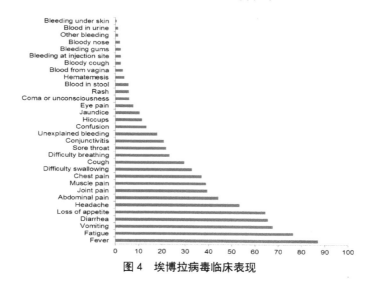

图 4　埃博拉病毒临床表现

关于埃博拉病毒病的临床分期、分型尚无统一标准，Chertow DS 等分析此次西非暴发流行病例，按病情发展过程将该病分为 4 个阶段，见表4。我们认为这个分期的方法是目前较为科学和容易操作的，但未提出分型标准。

表4　埃博拉病毒病的临床分期

疾病阶段	发病时间(天)	临床特征
早期发热期	0～3	发热，乏力，疲劳，身体疼痛
胃肠道症状	3～10	主要表现：上腹部疼痛，恶心，呕吐，腹泻 伴随：持续发热，乏力，头痛，结膜充血，胸痛，腹痛，关节痛，肌痛，打嗝，谵妄
休克或恢复	7～12	休克：意识减弱或昏迷，脉细，少尿，无尿，呼吸急促 恢复：消化道症状改善，口服摄入增加，能量增加
后期并发症	≥10	胃肠道出血，继发感染，脑膜脑炎，持续神经认知功能异常

通过阅读文献并结合其他传染病分型方法，以体温、腹泻和器官损害为主要证据，制定了埃博拉病毒病病情严重程度划分的标准，见表5，供参考。

表5　埃博拉病毒病分型标准

分型	标准
轻型	体温≤39℃，症状轻，无器官受损表现；或体温>39℃，腹泻、呕吐轻，但仍无器官受损表现
中型	体温>39℃，症状较重，腹泻、呕吐5～10次/天，且有加重趋势，有另1个器官受损表现
重型	体温>39℃，腹泻、呕吐频繁，重度虚弱、卧床，血压下降和≥2个器官受损表现，如神经系统损害、呼吸衰竭、内脏出血等

病程7～10日是埃博拉病毒病患者的关键转折点，有报道分析581例埃博拉病毒病患者，发现通常发病后3～4天入院。死亡通常发生在患者入院后3～4天内。经验表明，尽早给予静脉补液的治疗可提高患者的生存率。因此，提前预测患者的发展趋势有利于准确施治。从 Chertow 等

提出的分期中可以看出，患者感染病毒 7 日后可能恢复或加重，重要的是要在病程的早期作出判断。通过文献学习并结合我们收治患者的具体情况，提出以疾病进展速度为依据分型，这有利于预后判断和及时施治，即分为快速进展型和平稳型。快速进展型表现为持续高热，原有症状进行性加重，并且在 1 ~ 2 日内出现新器官受累症状。我们收治的两例死亡患者入院后两天内即出现频繁腹泻、呕吐、呼吸衰竭、精神障碍等。而平稳型可有持续发热，但其他症状进展缓慢，如腹泻次数无明显增加等。

埃博拉病毒病的诊断

传染病的临床诊断常需要依据流行病学、临床表现、生物化学和病原学检查等方能得出。该病为动物源性传染病，有相对明确的自然疫源地，流行病学资料容易掌握。当人们曾经去过已知存在埃博拉病毒病的地区，或者与已知或疑似患有埃博拉病毒病的人员接触过，并且开始出现症状时，就应当立即就医。

当怀疑患者患有该病时，应当立即向最近的卫生机构报告。及时就医对于提高患者的生存率至关重要。同时应立即启动感染控制程序，以控制疾病传播。

而发病早期的临床表现主要为发热、腹泻、呕吐、虚弱等，缺乏特征性，因此，病原学诊断成为确诊的金指标。

12. 埃博拉病毒病的临床分类标准

由于埃博拉病毒病为烈性传染病，而病原学确诊需要一定时间，因此，临床上医生需要根据流行病学和临床表现来对患者做出初步判断，以隔离患者，防止疾病传播。WHO 将流行期具有一定症状和接触史的人群分为疑似、可能和确诊三类，具体标准见表 6。

表 6　埃博拉病毒病临床分类标准

临床类型	分类标准
疑似病例 Suspected	符合以下三种情形之一者即为疑似病例： 1. 突发高热并存在与埃博拉疑似、可能、确诊病例接触史或感染动物接触史 2. 突发高热并至少伴有三个以下症状：头痛、呕吐、厌食或食欲不振、腹泻、嗜睡、腹痛、肌肉或关节痛、吞咽困难、呼吸困难或呃逆；或突发高热伴不明原因出血 3. 不明原因猝死
可能病例 Probable	符合以下两种情形之一者即为可能病例： 1. 经临床医生评估的可疑病例 2. 死于"疑似"埃博拉病毒感染，且存在与确诊病例接触史，但并未进行实验室检测确诊的病例
确诊病例 Confirmed	疑似或可能病例血液、体液等标本经实验室检测埃博拉病毒阳性者

13. 埃博拉病毒病的病原学诊断

病原学诊断包括检测病毒基因组的实时逆转录聚合酶链反应（real-time reverse-transcription polymerase chain reaction, real-time RT-PCR)、检测病毒抗原的酶联免疫吸附试验 (enzyme-linked immunosorbent assay,ELISA)、检测抗病毒 IgM 或 IgG 抗体的 ELISA 方法及病毒分离,不同方法具有不同临床意义或价值,见表 7,实时定量 RT-PCR 检测血清中埃博拉病毒 RNA 是早期诊断的最佳方法,能实现早期、快速、准确的检测要求,最早可在症状出现,24 小时内就能获得阳性检测结果,较病毒抗原的出现提前 24～48 小时,并可在 2 小时左右完成检测并获得结果。

表 7 埃博拉病毒病临床检查方法

发病阶段	实验室检测方法
临床症状出现后数日内	ELISA 检测病毒抗原 ELISA 检测 IgM 抗体 RT-PCR 检测病毒核酸 病毒分离
病程后期或康复后	ELISA、免疫荧光等检测 IgM、IgG 抗体
死亡病例的回顾性检测	免疫组化检测病毒抗原 / 抗体 RT-PCR 检测病毒核酸 病毒分离

　　进行病原学诊断和结果判断时应注意以下事项:①必须在生物安全 3 级以上实验室进行,病毒分离必须在生物安全 4 级实验室进行;②起病初期患者体内病毒载量低,甚至部分患者外周血中不能检出埃博拉病毒 RNA。美国疾病预防控制中心(CDC)拟定的《实验室检测临时指

南》指出，若病程在 72 小时内，即使实时 RT-PCR 检测结果是阴性，仍然不能排除埃博拉病毒感染；若超过 72 小时，患者仍然有症状，则必须再采样检测埃博拉病毒；③恢复期必须两次 RT-PCR 检查为阴性，且两次采样至少间隔 48 小时；④检测样本通常为静脉血，死亡患者可采心脏血液、口腔唾液或皮肤活检。婴幼儿采血困难时可选口腔唾液为检测样本；⑤样本的保存、转运应按照 WHO 和 CDC 制定的安全防护指南进行，必须使用符合 A 类生物样本 UN2814 标准的生物安全运输箱，一般可在室温条件下保存 24 小时，如需更长时间保存或转运，则建议样本应置于 2 ~ 8℃环境；⑥由于埃博拉病毒病流行的非洲同样是疟疾的高流行区，因此应同时进行疟原虫的检查，以利于鉴别诊断和治疗。快速简便的方法是金标法，床旁进行，15 分钟可得到结果。

14. 埃博拉病毒病的生化学诊断

生化学诊断对于判断病情程度、器官损害状况、病理改变等有重要价值，但由于要求在生物安全 3 级实验室进行，所以非洲流行区因条件较差，基本没有进行这方面的检测，这给治疗带来了困难，使得治疗不能实现精准化。

埃博拉病毒病患者的实验室典型检测结果主要包括白

细胞减少症、血小板减少症、血清转氨酶增高，以及肾功能受损和凝血功能障碍。通常在疾病初期表现为白细胞减少症，并主要表现为淋巴细胞减少，中性粒细胞增加。在疾病进展期，白细胞总数可超过正常范围，主要表现为非成熟粒细胞增加，并出现大量的异常淋巴细胞。死亡病例的白细胞持续增高直至死亡。血小板数量减少，通常保持在 $(50 \sim 100) \times 10^9 /L$。血小板减少症是埃博拉病毒病患者的主要特征之一，存在于病程早期或疾病进展早期。重症患者的血小板数量持续降低，直至死亡。血红蛋白和红细胞压积通常正常，少部分出血性皮疹病例可出现血红蛋白持续性降低。

与埃博拉病毒阴性发热患者相比较，埃博拉病毒病患者的血清 BUN、Cr、AST、ALT 和 ALP 显著增高，但其血清水平峰值通常远低于病毒性肝炎（如 HAV、HBV）。血清 Cr、BUN 和 AST 持续保持高水平与埃博拉病毒病患者死亡的相关性显著。血清总 CO_2、ALP 和 ALT 则在死亡与非死亡病例间无显著区别。与病毒性肝炎不同，AST 的血清水平值通常高于 ALT，死亡病例的 AST 水平增高更是显著高于存活病例，且 AST 的均值通常是 ALT 的 $7 \sim 12$ 倍，而在非死亡病例中，二者仅相差 $2 \sim 4$ 倍。血清总胆红素通常正常，少部分病例可增高，提示黄疸并不是埃博拉病毒病的典型特征之一。在病程初期，肾功能通常正常，但随着病程进展，通常在第 1 周末，肾脏不能有效清除 BUN 和 Cr，从而出现尿量进行性减少，血清 BUN 和 Cr 增高，并且少尿症状并不能通过静脉补液而获得改善，患者还可出现血尿和蛋白尿。随着疾病进展，患者可出现严重的电解质紊乱（如低钠血症、低钾血症、低镁血症、低钙血症），其中，低钾血症与患者的腹泻和呕吐严重程度相关。低血钙是预后指标，死亡病例的血清钙通常 < 6mg/dL。

埃博拉病毒病患者通常表现出凝血功能障碍，尤其是重症患者，常常是死亡的直接原因。主要包括凝血酶原时间（PT）和部分凝血活酶时间（PTT）延长，纤维蛋白降解产物（FDP）增加，通常能够达到弥散性血管内凝血（DIC）的诊断标准。埃博拉病毒病重症病例和死亡病例的异常情况更为严重。此外，重症患者常有血浆外渗的表现。

开展即时检验（point-of-caretesting，POCT）检测项目，例如，目前已经可开展干式生化、血气分析及各种感染性病原体的 POCT 检测项目。

参考文献

1.Elshabrawy H A，Erickson T B，Prabhakar B S.Ebola virus outbreak，updates on current therapeutic strategies.Rev Med Virol，2015，25（4）：241-253.

2.毛青，杨智清，陈盛，等.从埃博拉出血热到埃博拉病毒病：更新认识、科学救治.第三军医大学学报，2015，37（4）：277-281.

3.Lanini S，Portella G，Vairo F，et al.Blood kinetics of Ebola virus in survivors and nonsurvivors. J Clin Invest，2015，125（12）:4692-4698.

4.Martínez M J，Salim A M，Hurtado J C，et al.Ebola Virus Infection：Overview and Update on Prevention and Treatment.Infect Dis Ther，2015，4（4）：365-390.

5.Lyon G M，Mehta A K，Varkey J B，et al.Clinical care of two patients with Ebola virus disease in the United States.N Engl J Med，2014，371（25）：2402-2409.

6.Nagata T，Lefor A K，Hasegawa M，et al.Favipiravir：a new medication for the Ebola virus disease pandemic.Disaster Med Public Health Prep，2015，9（1）：79-81.

7.Florescu D F，Kalil A C，Hewlett A L，et al.Administration of Brincidofovir and Convalescent Plasma in a Patient With Ebola Virus Disease.Clin Infect Dis，2015，61（6）：967-973.

（毛青整理）

埃博拉病毒病的临床治疗

由于没有特异有效的抗埃博拉病毒的药物，WHO 和 CDC 推荐的治疗方案是以对症支持为主的综合治疗，包括口服或静脉补液、维持电解质平衡、止吐、止泻、维持血压、控制体温、给氧和防治感染等。西方和北美发达国家在救治少数危重患者时采用了包括机械通气、肾脏替代、血浆置换等生命支持措施，明显提高了生存率。而由于非洲国家经济和医疗水平发展十分落后，缺乏基本的治疗药物和设备，因此多个国家和国际组织在西非三国运行的埃博拉治疗中心（Ebola treatment centre，ETC）仅能依据上述原则方案因地制宜地进行治疗。

15. 积极补液是有效的治疗措施之一

大量实践临床证明，积极补液是有效的治疗措施之一。目前争论的焦点集中在是否进行静脉补液及静脉补液的时机上。多数学者认为应该积极进行静脉补液，且在此次西非三国的绝大多数 ETC 中均进行了静脉补液治疗；而无国界医生组织（MSF）却认为静脉补液并不能显著提高患者的生存率，反而增加医务人员感染埃博拉病毒的风险，同时由于不能对患者进行 24 小时护理，难以及时发现和处理问题，静脉补液可能会给患者造成出血等意外伤害。我认为静脉补液虽然不像霍乱那样是决定性的治疗措施，但及时给以静脉补液可以很好地维持患者水和电解质平衡、维持血压、补充热量等，最终起到降低并发症发生、提高生存率的作用。

资料显示，埃博拉病毒病患者通常在起病后 3～4 天就诊，死亡通常发生在入院后 3～4 天内，因此尽早给予静脉补液治疗是提高救治成功率的关键。如何做到既保护好医务人员又能掌握好静脉补液时积极有效救治患者？这需要在病程的早期对患者的病情和发展趋势做出准确的判断。

在具体诊疗过程中，通过动态观察与断面评估相结合的方法来对埃博拉病毒病患者病情做出判断。一般来说，

"平稳型"患者呕吐、腹泻轻，失水量不大，可通过口服补液（oral rehydration solution，ORS）来补充水和电解质；而"快速进展型"患者，由于呕吐、腹泻频繁，水和电解质大量丢失，会引起低血容量休克和酸碱失衡，并有器官损害等，因此需要及时给予静脉补液治疗。此外，根据埃博拉病毒病患者症状的轻重程度决定治疗方案：轻型患者给予口服补液及其他药物治疗；中型患者以口服补液为主，密切观察病情变化，如出现快速进展的表现，应立即给予静脉输液；重型患者症状重，需及时建立静脉补液通道，并快速静脉补充液体和电解质，以及其他必需药品，待病情改善后，再改为口服补液。一般静脉补液量为前 72 小时应大于 3L/d，示病情调整。可给予林格氏液、糖盐水和低分子右旋糖酐等。

建议静脉补液指征如下：在口服补液的基础上，须尽早进行静脉补液。①体温＞39℃，血压正常；②症状较重，腹泻、呕吐各 5～10 次／天，且有加重趋势；③有 1 个器官受损表现。

立即静脉补液情况：①体温＞39℃，血压降低；②腹泻、呕吐频繁（＞10 次／天）；③重度虚弱、卧床；④有 2 个或以上器官受损的表现。

16. 埃博拉病毒病治疗中基本生命支持的意义和作用

众所周知，埃博拉病毒损伤全身多个器官系统，病情进展迅速，最终因休克、出血、多器官功能衰竭而死亡，病死率极高。虽然尚无有效抗埃博拉病毒的药物，但急性病毒感染常常是自限的，以往大量临床实践的经验证明，维护好患者器官功能、防治好并发症就能有效提高此类患者的治愈率。已有报道通过强化支持治疗可以显著降低埃博拉病毒病的死亡率。治疗中重视纠正水、电解质紊乱，对危重症患者注意预防继发感染和重叠感染、抗休克（静脉输液和血管活性药），并根据病情给予肾脏替代治疗（急性肾损害）和机械通气（呼吸功能衰竭）。

早在 2014 年 9 月两名患埃博拉病毒病的美国医生转回美国后得到精心治疗而康复，随后在西方治疗的患者均获治愈。德国汉堡大学附属医院治疗 1 例在塞拉利昂感染的伴有败血症、呼吸衰竭、脑病的重症埃博拉病毒病患者，依靠大剂量液体支持（前 72 小时接近 10L/d）、使用广谱抗生素和机械通气最终治愈了患者。而另 1 例在德国法兰克福大学医院救治的 38 岁多器官功能衰竭危重埃博拉病毒病患者除采用机械通气外，还给予了埃博拉病毒特异性抗体、肾脏替代、血凝素亲和血浆置换治疗，最后患者完全康复。因此，Lancet 发表评论认为除维持患者体液平衡外，械通气外、肾脏替代、防止血管渗漏等特殊治疗对患者康复是有利的。

应该指出的是上述治疗均是在 4 级生物安全防护下进行的。对医务人员而言，4 级生物安全防护是在 3 级防护的基础上要求必须穿戴具有送风系统的正压防护服。

17. 埃博拉病毒病的植物血凝素吸附血浆置换治疗

德国法兰克福大学医院利用植物血凝素（lectin）对埃博拉病毒表面的糖蛋白（GP）具有高吸附性的特性，将植物血凝素吸附与血浆置换相结合（lectin affinity plasmapheresis，LAP）对 1 例危重症埃博拉病毒病患者施行治疗，于患者病程的第 13 天进行了 6.5 小时的 LAP 治疗。LAP 治疗前后，患者血液中病毒载量由原来的 2.29×10^5 copies/ml 下降到 7.66×10^4 copies/ml，并且在 LAP 滤过柱中有 2.53 亿个埃博拉病毒被捕获。然而，患者应用 LAP 的时机较晚，其体内的病毒载量从病程的第 10 ～ 11 天已开始下降。因此，LAP 的应用正处于该患者的自然病程转折点，难以确定其降低病毒载量的效果。但该研究证实，在生物安全4级的防护下，LAP治疗对患者和医护人员都是安全的，且对缓解病毒血症可能具有一定作用，可作为其他支持治疗的补充治疗。

18. 埃博拉病毒病康复者血浆治疗

早在1995年，Mupapa K等就利用埃博拉病毒病康复者血浆（EBOV-IgG抗体阳性，EBOV抗原阴性）治疗8例危重埃博拉病毒病患者，结果仅1例死亡，生存率远高于同期水平（87.5%vs.20%）。WHO于2014年9月建议使用埃博拉病毒病康复者血浆治疗埃博拉病毒病患者，但目前仍缺乏大规模临床研究的支持，遂呼吁尽快评估埃博拉病毒病患者康复全血（convalescent whole blood，CWB）和血浆（convalescent plasma，CP）输注疗法的可能性。2014年12月已开始在几内亚进行相关临床试验。同时，Gutfraind A等假设CWB或CP治疗可使病死率降到12.5%（范围7.5%～17.5%），以利比里亚流行特征为参数进行分析，认为CWB或CP疗法是一种低成本的措施，可能拯救许多人的生命，但不会明显影响埃博拉病毒病的流行；并发现CP输注较CWS输注效果更好。

19. 关于抗生素及抗疟药使用问题

预防和治疗继发细菌感染是使埃博拉病毒病患者平稳渡过因埃博拉病毒所致的原发损伤的有效方法。由于缺乏实验室和影像检查的支持，加之继发感染的临床表现难以与埃博拉病毒病相区别，或同时存在，致使临床上难以明确继发感染是否已经发生，难以确定感染部位。因此，在实践中常常预防性短期给予抗菌药物，常用的有头孢曲松、头孢呋辛、碳氢酶烯类、阿奇霉素等。另一方面，由于此次暴发流行的非洲三国都是恶性疟的高流行区，埃博拉病毒病患者很可能合并疟原虫感染，在无确切证据排除疟疾时常规给以标准疗程的青蒿素类制剂治疗。

20. 抗埃博拉病毒药研究现状

目前全球尚没有获得任何国家批准的确切有效的抗埃博拉病毒药物供临床使用，但近年来多个制药公司和研究机构都在致力于研发这类药物，且已取得一定突破，部分药物已完成动物实验，有的已开始临床研究，有的用于个别埃博拉病毒病患者的救治并获得成功，显示出极好的前景。主要包括三类药物：核苷类似物、RNA 沉默及反义寡核苷酸制剂和免疫制剂。

（1）核苷类似物

① Favipiravir（T-705）：Favipiravir 是近年来研发的广谱抗 RNA 病毒药物，其作用机制是抑制病毒的 RNA 聚合酶，多用于抗流感病毒。动物研究证实其能有效治疗小鼠吸入性埃博拉病毒感染。目前该药已完成动物研究，正在几内亚进行临床试验。

② Brincidofovir（BCV，CMX001）：BCV 是无环核苷膦酸酯西多福韦的脂质化物，多用于抗双链 DNA 病毒。体外实验表明 BCV 具有抗埃博拉病毒活性，美国 FDA 已批准作为治疗埃博拉病毒病的新药进行临床试验，目前正在几内亚进行。

③ JK-05：JK-05 是我国研发的一种核苷类似物化合物，能够选择性地抑制病毒的 RNA 聚合酶。该药物已完成动物体内的临床前研究，并已获批准用于紧急情况的治疗。

④ BCX4430：BCX4430 是一种腺苷类似物，能抑制病毒 RNA 聚合酶，具有广谱抗病毒活性。实验表明即使在暴露后给药，BCX4430 也能有效保护几内亚猪和小鼠免受埃博拉病毒感染。该药目前仍处于动物研究阶段。

（2）RNA 沉默及反义寡核苷酸制剂

① TKM-Ebola：TKM-Ebola 是一个包裹在脂质纳米粒中的小分子活性化合物，其中包含三种埃博拉病毒基

因（L 聚合酶、VP24 和 VP35 基因）靶向干扰 RNA，引起相关基因沉默从而抑制埃博拉病毒复制。实验数据证实 TKM-Ebola 对杀死灵长类动物身上的埃博拉病毒有特效。该药在此次疫情暴发前已获美国 FDA 批准进行 I 期临床研究，2014 年 3 月通过快速通道途径获批，在紧急情况下可用于埃博拉病毒病患者试验性治疗，目前正在几内亚进行。

② AVI-6002：AVI-6002 是一种反义磷酰吗啉寡聚体，通过靶向作用于埃博拉病毒相关蛋白（VP24、VP35 和 L 聚合酶）mRNA 进而抑制病毒的复制。实验数据表明暴露前和暴露后给予该药均能有效保护小鼠免受埃博拉病毒感染。该药目前已完成临床 I 期安全性试验。

（3）免疫制剂

①抗埃博拉病毒高免球蛋白：抗埃博拉病毒高免球蛋白采用被动免疫的方式对机体产生保护作用。关于抗埃博拉病毒高免球蛋白的动物研究结果并不一致，实验数据表明该药对几内亚猪、狒狒以及偶然暴露于埃博拉病毒的研究人员有一定保护作用，而对小鼠及猴子模型没有任何效果。该药目前已完成动物研究阶段。

② ZMapp：ZMapp 由三种单克隆抗体混合制成，可与病毒核心糖蛋白结合。该药在动物研究阶段取得了较大成功，目前共有 7 名患者使用了 ZMapp 进行试验性治疗

（其中 2 人死亡）。该药已完成动物研究阶段，尚未进行临床试验。

③ MIL-77：MIL-77 是我国研发的抗埃博拉病毒药物，为重组抗埃博拉病毒单克隆抗体联合注射液，采用拥有自主知识产权的糖工程改造哺乳动物细胞表达生产，具有人体免疫原性低、易于规模化快速生产等特点。加拿大公共卫生局完成的真病毒实验表明，MIL-77 药效明确、质量可控、安全性好，其半衰期及毒副作用等方面优于美国研发的植物表达的同类产品。MIL-77 已成功治愈 1 名英国埃博拉病毒病患者。

截至 2015 年 7 月，WHO 公布了 20 种针对埃博拉病毒的新药正处于不同研发阶段，大致分为五类：一是正在进行西非三国正规临床研究评估疗效的药物，包括 FAVIPIRAVIR（Fuji/Toyama Japan）、Zmapp（MappBio, USA）和 INTERFERONS（with or without ribavirin）；二是已经列为将优先进行临床研究的药物，包括 MIL-77（MabWorks, China）、AVI-7537（Sarepta, USA）、BCX-4430（Biocryst, USA）和 rNAPc2（Arca Biopharma, USA）；三是出于同情或人道主义原因，已经用于个别患者的治疗，但对其安全性和有效性仍需数据支持的药物，包括 Zmab（Defyrus[Canada] and Public

Health Agency of Canada)、AMIODARONE（Generic）、
IRBESARTAN+ATORVASTATIN+/-CLOMIPHENE
(generics) 和 FX06（F4 Pharma，Germany）；四是体外
实验或鼠模型研究发现有抗埃博拉病毒活性，但仍需数
据支持才能进行临床研究的药物，包括 AZITHROMICIN
（Generic）、Amodiaquine（generic）、CHLOROQUINE
（Generic）、ERLOTINIB/SUNITINIB（Roche，
USA）、SERTRALINE（Zoloft®）（Pfizer，USA） 和
CLOMIPHENE；第五类是曾经考虑优先临床试验，但
由于获取更多新数据后决定取消优先权的药物，包括
TOREMIPHENE、BRINCIDOFOVIR 和 TKM-100802，见
表 8。

表 8　目前在研的抗埃博拉病毒药物

药物名称	药物类型	研究阶段
FAVIPIRAVIR（法匹拉韦）	小分子抗病毒药物，对多种 RNA 病毒有效。主要通过抑制病毒 RNA 依赖的 RNA 聚合酶发挥作用	正在西非进行正式临床试验评估
Zmapp	由三种具有抗埃博拉病毒作用的单克隆抗体混合制成，通过与埃博拉病毒结合，抑制其进入正常细胞发挥作用	
干扰素	通过调节机体免疫功能发挥抗病毒作用。已用于 HBV、HCV 和多发性硬化的治疗	

续表

药物名称	药物类型	研究阶段
MIL-77	中国针对埃博拉病毒研发的药物，是多种抗埃博拉病毒单克隆抗体的混合制剂，其与病毒结合部位的序列与 Zmapp 相同。相比 Zmapp 在烟草植物中培养获得而言，MIL-77 在中国仓鼠卵细胞中培养，其产量更高	可优先考虑，但尚未进行临床试验
AVI-7537	反义寡核苷酸，通过与 VP24 基因结合抑制病毒 RNA 的复制。对病毒的抑制作用具有序列特异性	
BCX-4430	新研发的具有直接抗病毒作用的广谱核苷类似物	
rNAPc2	抗凝剂 / 组织因子抑制剂，具有抗炎的作用	
Zmab	三种单克隆抗体的混合制剂，在哺乳动物细胞内培养获得。其中两种单克隆抗体与 Zmapp 相同	尽管可能已用于少数患者或临时试验中，但需获得更多临床前期实验数据后才考虑进行正式临床试验
胺碘酮	一种抗心律失常药	
IRBESARTAN+ATORVASTATIN+/-CLOMIPHENE（厄贝沙坦 + 阿托伐他汀 +/- 克罗米酚）	厄贝沙坦是一种血管紧张素受体拮抗剂，可保持内皮细胞的完整性。阿托伐他汀用于控制血清胆固醇，具有抗炎效应。克罗米酚是一种选择性雌激素受体调节剂。用于治疗无排卵的女性不育症	
FX06	序列来源于人纤维蛋白的合成肽。具有防止血管渗漏的作用	
AZITHROMICIN（阿奇霉素）	抗生素类药物。已用于治疗多种细菌感染	在体外实验或动物模型中证实有抗埃博拉病毒作用，但需要更多实验相关数据才能进行临床试验的药物
AMODIAQUINE（阿莫地喹）	抗疟疾药物	
CHLOROQUINE（氯喹）	抗疟疾药物	
ERLOTINIB/SUNITINIB（埃罗替尼 / 舒尼替尼）	抗肿瘤药物	
SERTRALINE（舍曲林）	抗抑郁药物	
CLOMIPHENE（克罗米酚）	选择性雌激素受体调节剂。用于治疗无排卵的女性不育症	

续表

药物名称	药物类型	研究阶段
TOREMIPHENE	选择性雌激素受体调节剂。用于治疗转移性乳腺癌	曾经考虑优先临床试验，但由于获取更多新数据后决定取消优先权的药物
BRINCIDOFOVIR	小分子抗双链 DNA 病毒药物。用于 CMV 的治疗。作用于埃博拉 RNA 病毒的方式可能与双链 DNA 病毒不同	
TKM-100802	小分子干扰 RNA，通过催化细胞内病毒 RNA 的裂解发挥作用。抗埃博拉病毒具有序列特异性	

参考文献

1.Winkler A M，Koepsell S A.The use of convalescent plasma to treat emerging infectious diseases：focus on Ebola virus disease.Curr Opin Hematol，2015，22（6）：521-516.

2.Florescu D F，Kalil A C，Hewlett A L，et al.Administration of Brincidofovir and Convalescent Plasma in a Patient With Ebola Virus Disease.Clin Infect Dis，2015，61（6）：969-973.

3.Kraft C S，Hewlett A L，Koepsell S，et al.The Use of TKM-100802 and Convalescent Plasma in 2 Patients With Ebola Virus Disease in the United States.Clin Infect Dis，2015，61（4）：496-502.

4.Lu S.Using convalescent whole blood or plasma as passive immune therapy for the global war against Ebola.Emerg Microbes Infect,2014,3(11)：e80.

5.Van Griensven J，De Weiggheleire A，Delamou A，et al.The Use

of Ebola Convalescent Plasma to Treat Ebola Virus Disease in Resource-Constrained Settings：A Perspective From the Field.Clin Infect Dis，2015，62（1）：69-74.

6.Mora-Rillo M，Arsuaga M，Ramírez-Olivencia G，et al.Acute respiratory distress syndrome after convalescent plasma use：treatment of a patient with Ebola virus disease contracted in Madrid，Spain.Lancet Respir Med，2015，3（7）：554-562.

7.Rhein B A，Powers L S，Rogers K，et al.Interferon-γ Inhibits Ebola Virus Infection.PLoS Pathog，2015，11（11）：e1005263.

8.Cellarier G R，Bordes J，Karkowski L，et al.Safety，feasibility，and interest of transthoracic echocardiography in a deployed French military Ebola virus disease treatment center in Guinea.Intensive Care Med，2015，41（8）：1491-1492.

9.Cotte J，Cordier PY，Bordes J，et al.Fluid resuscitation in Ebola Virus Disease：A comparison of peripheral and central venous accesses. Anaesth Crit Care Pain Med，2015，34（6）：317-320.

10.Rees P S，Lamb L E，Nicholson-Roberts T C，et al.Safety and feasibility of a strategy of early central venous catheter insertion in a deployed UK military Ebola virus disease treatment unit.Intensive Care Med，2015，41（5）：735-743.

11.Faubel S，Franch H，Vijayan A，et al.Preparing for renal replacement therapy in patients with the Ebola virus disease.Blood Purif，2014，38（3-4）：276-285.

12.Wong G，Kobinger G P.Backs against the wall：novel and

existing strategies used during the 2014-2015 Ebola virus outbreak.Clinical Microbiology Reviews，2015，28（3）：593-601.

（毛青整理）

埃博拉患者及接触者心理治疗

埃博拉病毒病传播速度快，传染性极强，患者及其接触者都需要进行隔离，在较长隔离期间将出现各种各样的心理问题，针对这些问题我们要采取积极主动的措施进行预防和疏导。对埃博拉病毒病患者及其接触者进行治疗或观察期间易发现的心理特点进行分析，对采取的各种工作进行总结，其目的是希望以后在诊治其他烈性传染病时能够关注患者心理，采取应对措施，使烈性传染病的防控取得更好成效。

21. 埃博拉疫区患者的心理特点及针对性的心理疏导

　　患者由于相关医学知识缺乏、对强制隔离病区环境的不适应以及社会媒体舆论的影响，最易出现心理问题。各种负性心理会影响患者的身心健康，降低人体免疫力，从而影响疾病的转归和预后。因此隔离治疗期间医护人员不仅要关注患者的躯体症状，也要及时了解患者的心理变化，进行积极有效的心理疏导和健康教育，促进患者尽早康复。同时，国家政府、社会团体也应密切关注并大力扶持各种防控工作，给患者提供温馨的心灵港湾，这对患者的康复极为有利。①焦虑：隔离病区的患者对埃博拉病毒病的不了解，加上对隔离病区环境陌生，常常会产生焦虑不安的心理。主要表现为：担心自己会被隔离很长时间，失去与外界的沟通与交流；担心即使解除隔离后仍会被他人排斥或歧视；有的患者则担心隔离治疗需要昂贵的医药费用，怕给家人带来经济上的困难等。②恐惧：由于目前还没有特效药物可以有效治疗和预防，只能给予对症支持治疗，在这种情况下患者产生恐惧心理是正常现象。有的患者害怕自己得了不治之症，甚至绝望，担心即使治愈后将来还会复发或者出现各种无法预测的后遗症；有的患者在隔离期间拒绝治疗甚至拒绝饮食，并且终日躺在床上一动不动；有的患者由于恐慌出现被害妄想，缺乏安全感，甚至出现攻击行为。过度恐慌的情绪会降低机体免疫力，对治疗和康复十分不利。③孤独感：埃博拉病毒病患者一经确诊必须采取隔离治疗，这时候他们往往远离家人和朋友，缺乏社会支持，不能与外界进行正常的沟通及交流，再加上隔离病区病房布置、环境氛围以及"防备森严"的医护人员的影响，患者会产生孤立无援以及被遗弃的感受，还会出现不配合医护人员的诊疗和护理工作的行为。

通过对隔离区患者心理特点分析以及应对措施的探讨，我们总结出以下方法对患者很有益处：①增加患者及家属对疾病的认识。如发放一些疾病宣传单及小册子、播放与埃博拉病毒病相关的公益节目等，让患者及家属更多地了解埃博拉病毒病的相关医学知识，告知患者该病是可以防治的并向他们举例治愈出院的病例，鼓励他们努力克服焦虑及恐惧心理，重塑战胜疾病的信心，见图5。②向患者及家属宣传国家、政府对埃博拉病毒病的防控政策和相关规定、当地的社保、医保政策，减轻患者对治疗费用的担忧。③医护人员及政府相关人员从患者的角度出发，在病房设施及环境布置上以整洁、安静、安全、便利为原则，创建符合隔离病区要求的环境，严格采用"三区两带两线"防控格局，即清洁区、半污染区、污染区，清洁区和半污染区之间，半污染区与污染区之间分别建立缓冲地带，以及清洁路线和污染路线也要严格区分开等，见图6。保证隔离病区手机通信信号和无线网络的畅通，使患者与家人及朋友保持联络，保持与外界的同步。④根据病情适时、适地采用适合的方法安排患者相互交流，促进他们在疾病治疗期间进行沟通并分享经验，使患者更好地配合治疗。医护人员也要尽可能与患者沟通交流，在心理上给予宽慰，热情友好的语言能有效缓解患者心理上的无助感、孤独感及被遗弃感。⑤为患者准备各类期刊、杂志，组织各种有益的娱乐活动，丰富患者在隔离治疗期间的生活。有条件地开放户外活动以增强患者的机体免疫力，促进疾病的恢复。⑥开通心理咨询热线进行心理咨询及危机干预。聘请有关心理学专家有针对性的与一些患者谈心，对他们进行心理评估、心理疏导及危机干预，解决他们的心理问题。⑦对那些盲目乐观而不遵守隔离制度的患者要随时提醒，耐心教育，告诉他们埃博拉病毒病的危害性，叮嘱他们要按时服药并且积极配合医护人员治疗，争取早日康复出院，这是对他们自身负责也是对整个社会负责。⑧医护人员要保护患者的隐私，做好保密工作，保证患者的合法权利不受侵犯。这样既有利于患者早日康复，也有利于防止患者出现康复后担心被社会歧视的心理特性。

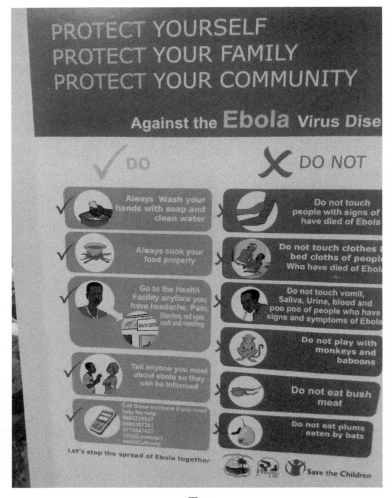

图 5

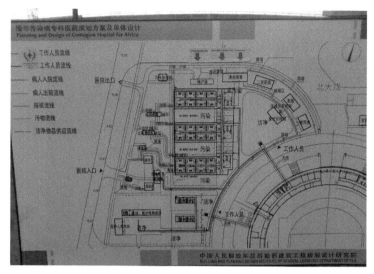

图6

22. 埃博拉疫区接触者的心理特点及针对性的心理疏导

埃博拉病毒病不仅在确诊患者中可引发各种身心问题，而且也对埃博拉病毒病接触者的心理健康产生众多不利影响。其中一类接触者主要是指与埃博拉病毒病患者有密切接触史的人群，如患者家属、亲戚、朋友等。这类人群常常有紧张、焦虑的心理特征，主要表现为担心自己是否已经感染了埃博拉病毒；有的人会因为害怕被他人孤立而隐瞒接触史，出现相关症状时不敢及时就诊；部分接触者会认为自己没有任何可疑症状，接受隔离是对他们人身自由权的侵犯因而会有各种反抗及抵触的心理，有些被隔离的接触者甚至逃离隔离区，家属也会帮忙掩藏。另一类接触者是指与埃博拉病毒病患者接触的医护人员、雇佣员工及水电维修人员等。医护人员是埃博拉病毒感染的高危人群之一，目前已有 800 多名医务人员感染。部分医护人员由于对突发传染病相关问题的过度关注，因此出现焦虑、紧张和抑郁等负面心理，其他心理问题包括想家、恐慌、失眠、疑病症、强迫症状和人际关系敏感等。

针对这些人群的心理特征，我们在工作中采取了以下措施并取得一定成效，主要有：①对接触者进行埃博拉病毒病相关知识的宣教，告知早期临床症状和体征以利于他们尽早关注并及时就诊，告知隐瞒疾病对社会的危害，这样有利于疾病的早发现、早诊断、早治疗，对疾病的防控有很大的意义。②对医护人员进行埃博拉病毒病相关知识的继续教育，组织培训，包括接诊流程、防护服的穿脱等技能培训，指导做好防范工作，有效的防护可以避免医院感染，减少不必要恐慌；提高医护人员的专业素质和医疗水平，遇到突发事件时做到镇定自如、临危不惧，以平常心和埃博拉病毒病作斗争，相信众志成城一定能够战胜疾病。③医护人员自身要主动、全面了解埃博拉病毒病的有关知识。在与患者接触时要认真做好自我防护工作，在收治可疑病例时也要做好有效防护。但是也不要过于紧张，不要总是担心自己在与患者接触时是否已经被感染，表现出强迫症状，例如在工作中反复洗手等，要以健康的心理和坚定的信念与患者一起面对疾病。④业余时间多组织医护人员进行体育锻炼、开展文娱活动，观看娱乐节目等都可缓解紧张情绪，也能让医护人员有机会交流沟通，相互学习，发扬团队精神，在工作中互相鼓励，在生活中互相关心，树立坚定的信念，时刻保持积极乐观的心态。⑤隔离病区的医护人员工作任务要合理，要因人而异、劳逸结合，不能过于繁重，医护人员的健康如得不到保障将对防控工作产生极为不利的影响。⑥医院要为隔离病区医护人员配备心理医生，适时为医护人员提供心理帮助与支持，进行心理疏导和心理危机干预。

23. 涉外患者及其接触者的医护干预

随着国际交流与合作关系的不断加强，疾病的发生与流行已不仅仅局限于一个地区、一个民族、一个国家，而是成为一种全球性的疾病。我国医护人员不仅需要在本国、本地接诊国内患者，而且要走出国门，为国外疫区患者进行诊治。从 2014 年埃博拉病毒病在西非流行以来，我国已派出近千名医务工作者到西非疫区进行埃博拉病毒病的检测、诊治等工作。涉外医疗不仅仅是单纯的医疗部门的事，同时也代表着一个国家，一个民族，有时一个小小的问题就会引发国际纠纷，因此必须重视涉外医疗工作。涉外患者及其接触者除了有一般患者和接触者的心理特点外，还会出现因与医护人员语言沟通障碍、宗教信仰、文化习俗、思维方式各异等而导致的各种心理冲突，更容易产生治疗护理上的不配合甚至抵触。

由于涉外患者及接触者的特殊性，我在利比里亚埃博拉诊疗中心工作时，采取了下列相应的心理措施：①注重与患者的有效沟通，通过学习，广泛了解外国文化习俗、宗教信仰，在隔离病区与患者有效沟通，理解并尊重涉外患者的生活习惯及宗教信仰等，一切从患者的合法权益出发，尽量满足患者的合理要求，如提供符合患者病情及民族信仰的食物等，为患者提供个性化、多元化护理。②对涉外患者及其接触者进行隔离时，主动关心他们，把他们当成自己的亲朋好友，每次接触新患者时要主动向患者作自我介绍。严密的防护设备虽然在一定程度上会拉开医护人员与患者的距离，但是通过言语的沟通、肢体语言的表达、笑容的传递等其他关爱行为能有效缩短医患距离，减少患者的不安全感；良好的医患、护患关系有利于涉外患者安心接受隔离观察及治疗。③为涉外患者提供设备齐全、温馨舒适且符合当地风情的病房环境，帮助患者与亲人、朋友保持通信联系，如在隔离病区安装无线网络、对讲装置等，使患者不仅能感受到医务人员的治疗及关爱，也能通过家属及朋友的探视和鼓励，减少孤独及焦虑感，安心接受隔离治疗。④在工作中经常提醒自己，涉外无小事，小心谨慎的实施医疗护理，努力完善和深化医疗护理工作，可为涉外患者提供高水平、全方位的医疗护理服务。

参考文献

1.Gonsalves G, Staley P.Panic, paranoia, and public health-the AIDS epidemic's lessons for Ebola.N Engl J Med, 2014, 371 (25): 2348-2349.

2.Reardon S.Ebola's mental-health wounds linger in Africa.Nature, 2015, 519 (7541): 13-14.

3.Mitman G.Ebola in a stew of fear.N Engl J Med, 2014, 371 (19): 1763-1765.

4. 罗芳，刘增加，张军民. 埃博拉出血热的发病机制及其防治. 解放军预防医学杂志，2014，32 (5): 470-473.

5. 李家莲，曾国艳，凌芸，等. 突发传染病涉外患者强制医疗护理实践中伦理冲突及对策. 蛇志，2014，26 (1): 137-139.

6.Shultz J M, Baingana F, Neria Y.The 2014 Ebola outbreak and mental health: current status and recommended response.JAMA，2015，313（6）：567-568.

7.Spencer C.Having and fighting Ebola - public health lessons from a clinician turned patient.N Engl J Med，2015，372（12）：1089-1091.

8. 王博雨.多元文化下的涉外护理领域的优质护理服务实践与体会.齐齐哈尔医学院学报，2014，35（2）：277-278.

9. 潘丽芳，黄建荣.埃博拉病毒病患者及接触者的心理疏导及干预.中华临床感染病杂志，2015，8（3）：202-205.

（潘丽芳整理）

埃博拉病毒病临诊经验分享

  2014 年西非埃博拉疫情暴发后，中国政府援助利比里亚政府建立埃博拉诊疗中心，2015 年 1 ～ 3 月共收治埃博拉病毒病确诊患者 5 例。赴塞拉利昂进行埃博拉疫情控制组，2015 年 3 月 15 日至 5 月 15 日，共收治埃博拉病毒病疑似患者 80 例，其中实验室确诊 5 例。现对确诊的 10 例患者的临床诊治经验分析总结如下。

  （1）一般资料：利比里亚确诊的埃博拉病毒病 5 例中，男性 2 例，女性 3 例，年龄 32 ～ 58 岁，平均年龄 46 岁。起病前均有明确的埃博拉病毒接触史，其中例 2 和例 5 为母女关系，例 1 和例 4 为邻居关系。5 例患者从发病到住院平均时间为 5 天，平均住院天数为 11.8 天。塞拉利昂确诊 5 例，其中男性 2 例，年龄分别为 17 岁、19 岁；女性 3 例，年龄分别为 24 岁、35 岁、65 岁。有接触史 4 例，1 例无明确接触史。10 例患者的一般资料见表 9、表 10。

（2）临床症状及体征：埃博拉病毒病的主要临床表现为发热、乏力、腹泻、呕吐、关节酸痛等，见表 11、表 12。

（3）实验室检查：除 1 例因入院后数小时即死亡，无法采取血液样本，死后取咽拭子做埃博拉病毒病 RT-PCR 结果阳性确诊外，其余 9 例均采取血液样本送至利比里亚国家参考实验室检测，采用 RT-PCR 方法，结果阳性而确诊。其中有 5 例患者疟原虫检查阳性。

（4）治疗：全部病例按 WHO 建议标准，埃博拉诊疗中心集中收治，按烈性传染病管理常规严密单间隔离。由于目前尚无有效的特异性抗病毒治疗药物，治疗上以对症、支持治疗为主，如高热患者选用复方对乙酰氨基酚片退热，采取口服补液盐（ORS）维持水、电解质平衡，常规使用抗菌药物（左氧氟沙星或阿莫西林）预防感染。由于非洲为疟疾高发地区，入院后常规使用抗疟药物（双氢青蒿素哌喹片），疟原虫检查结果阴性后停用。同时给予止血、止吐、营养支持等对症支持治疗。10 例患者中，3 例死亡，7 例治愈出院。7 例治愈患者从出现临床症状到埃博拉病毒 RT-PCR 转阴平均时间为 16.5 天。

表 9 利比里亚 5 例埃博拉病毒病患者的临床资料

病例	性别	年龄（岁）	基础疾病	EVD接触史	发病到住院时间（天）	发病到病毒转阴时间（天）	住院天数（天）	转归
例1	女	49	2型糖尿病 高血压病	有	7	17	21	治愈
例2	女	32	无	有	4	—	1	死亡
例3	男	35	无	有	4	14	15	治愈
例4	男	56	无	有	5	—	7	死亡
例5	女	58	无	有	5	15	15	治愈

注："—"：无相关数据；EVD：埃博拉病毒病

表 10 塞拉利昂 5 例埃博拉病毒病患者的临床资料

临床要点	病例 1	病例 2	病例 3	病例 4	病例 5
性别	F	F	M	M	F
年龄（岁）	35	24	17	19	65
接触史	Y	Y	Y	Y	N
发病到住院时间（天）	4	3	10	3	2

续表

临床要点	病例 1	病例 2	病例 3	病例 4	病例 5
发病到病毒转阴时间（天）	29	27	17	22	/
转归	S	S	S	S	D

注：F，女性；M，男性；Y，有；N，无；/，无相关数据；S，治愈；D，病死

表 11 利比里亚 5 例埃博拉病毒病患者的临床症状和体征

病例	发热	乏力	腹泻	呕吐	关节痛	腹痛	便血	咳嗽	纳差	呕血	结膜充血	腹部压痛	皮肤黏膜出血
例 1	+	+	－	－	+	+	－	－	－	－	－	+	－
例 2	+	+	+	+	+	+	+	－	－	+	+	+	－
例 3	－	+	+	－	－	+	+	+	+	－	+	－	－
例 4	+	+	+	+	+	+	－	+	+	－	+	+	+
例 5	+	－	+	+	+	－	－	+	－	－	－	+	－

注："+"为阳性；"－"为阴性

表 12　塞拉利昂 5 例埃博拉病毒病患者的主要临床表现 [$n=5$，例（%）]

症状	分布
发热	5（100）
头痛	5（100）
关节痛	5（100）
食欲减退	4（80）
恶心呕吐	3（60）
腹泻	3（60）
失眠	5（100）
呼吸困难	1（20）
出血	1（20）

由于埃博拉病毒病的临床表现缺乏特异性，且人感染埃博拉病毒后病情变化多样，轻者可不发病或症状较轻，预后较好，多于发病 2 周后逐渐恢复，需经特异性血清学检查方能确诊。但重症患者病情来势凶猛，变化快，多因出血、多器官功能衰竭等严重并发症而死亡，且病程为 1 ～ 2 周，病死率高达 50% ～ 90%。埃博拉病毒病的早期临床表现与其他病毒感染类似，在已有的病例报道中常见的临床表现包括发热（87%）、乏力（76%）、恶心（68%）、腹泻（66%）、食欲下降（65%）、腹痛（54%）、头痛（53%）以及肌痛（39%）等。以上症状可以突然出现或开始表现为一些非特异性症状如发热、乏力、头痛、肌痛，继而出现腹痛、恶心、频繁呕吐和腹泻，甚至有消化道出

血的表现。虽然发热是埃博拉病毒病最常见的症状，且常以是否发热作为评估是否感染埃博拉病毒病的主要临床表现依据，但仍有部分患者也可不出现发热。如在我们所收治的 5 例患者中，有一例患者并无明显的发热表现。在以往的暴发流行时，在疾病的早期，可以观察到部分患者会有脉搏–体温分离的现象，在本次暴发流行的过程中亦有类似的报道。我们在临床观察的过程中发现有类似表现，特别是病例 4，患者持续高热，但脉搏始终波动在 70～90次/分。呕吐和腹泻也是埃博拉病毒病患者较为常见的临床表现。本次西非暴发的埃博拉病毒病患者中，一旦出现频繁呕吐、腹泻等症状，常提示患者病情危重，发生消化道出血、低血容量性休克及多器官功能衰竭的可能性大，预后多不佳。我们诊治的 3 例死亡患者均出现了频繁呕吐、腹泻等症状，随后亦出现了消化道出血、休克及多器官衰竭的情况。

埃博拉病毒病既往称为埃博拉出血热，但在实际临床过程中，出血患者并不多见，出血仅多见于重症患者病情终末期。在以往的报道中，只有不到 50% 的埃博拉病毒病患者有不明原因的出血表现，但本次暴发流行过程中，出血的发生率很低，只有不到 19% 的患者有出血。我们所诊治的 2 例死亡患者病情终末期均有出血表现，且都表现为消化道出血，并无其他部位出血。因此，2014年WHO将疾病名称从埃博拉出血热改为埃博拉病毒病。

埃博拉病毒病病死率高，本次暴发流行过程中，塞拉利昂报道的确诊患者平均病死率为74%，如果年龄大于45岁，且存在呼吸衰竭，神经、精神异常，不明原因出血等症状则提示病死率较高。以往及最近的报道均提示如果患者存在高病毒载量，高AST、淀粉酶、BUN、肌酐、D-二聚体等提示预后不佳。如果患者病程超过两周则多半预后较好。本研究亦有类似发现，2例死亡患者有消化道出血，且例4病程后期一度出现烦躁不安等精神异常表现，提示预后不佳，3例患者均在发病2周内死亡。而治愈出院的7例患者病程均超过2周，平均22.6天。

目前埃博拉病毒病尚无特效治疗措施，治疗仍以对症支持治疗为主，而且早期的对症支持治疗非常重要，重点是维持水、电解质平衡，预防和控制出血，控制继发感染，治疗肾功能衰竭、出血、弥散性血管内凝血等并发症。美国2例医源性感染患者在积极液体复苏和补充电解质等综合治疗的基础上，病情有好转，虽然使用了单克隆抗体治疗但疗效不能确定。在动物实验中在症状出现早期ZMapp治疗显示有利于存活，但缺乏大样本的临床疗效和安全性分析。结合国内重症出血热病毒感染患者大剂量人静脉丙种球蛋白治疗的经验，2 例重症患者中的 1 例，在积极液体复苏、电解质补充治疗的基础上采用每天 10g 的人静脉丙种球蛋白治疗，持续三天，治疗后显示病情有缓解趋势，较未使用患者腹泻、休克时间缩短，但由于病例有限，不具有普遍性意义，需要临床进一步验证。

　　大部分埃博拉患者死于感染性休克、多器官功能衰竭或者弥散性血管内凝血。Rollin 等报道埃博拉病毒病患者的死亡与肝肾衰竭有关，但另外的研究显示，早期患者炎症因子并未呈现暴发反应，早期器官损伤可能与抗原抗体复合物反应导致的内皮功能障碍有关。国际救援组织救治过程中的经验认为，严重的恶心、呕吐和腹泻，导致大量液体和电解质的快速丢失，推断部分患者早期死亡与快速脱水导致的休克和严重的电解质丢失后低钾低钠血症导致的心搏骤停有关。塞拉利昂 3 例重症患者中，2 例在积极的液体复苏、补充电解质和对症止泻处理后急性症状缓解，循环稳定，过渡到慢性期对症治疗后康复出院；1 例老年患者积极液体复苏后出现肝区疼痛加重，虽然循环稳定，但尿量逐渐减少，于发病第 5 日猝死，提示积极液体复苏有效，但过度液体复苏有加重肝脏水肿可能，积极液体复苏后电解质不能同步恢复，加速低钾低钠血症，有诱发猝死的风险。

积极的液体复苏对埃博拉病毒病患者是很重要的，尤其是对严重脱水的患者。目前 WHO 推荐口服 ORS 补充液体，补充基础需要量与丢失量。文献报道，虽然补充含钾的口服补液盐在积极补液的同时有利于维持电解质平衡，但对于严重脱水、口服难以及时维持水电平衡的患者，仍需要依靠静脉输液来补充大量丢失的水分和微量元素，以维持内环境的稳定。尽管积极的液体治疗是埃博拉病毒病患者急性期的必需措施，但埃博拉病毒对血管内皮的损伤引起的血管渗漏综合征会导致大量的液体进入第三间隙，导致胸腔积液、肺水肿等并发症的发生。1 例患者在扩容治疗 3600ml 液体后，循环稳定时出现胸闷，听诊双肺湿啰音，经利尿处理，减缓液体速度后胸闷好转，提示液体复苏需密切关注其他器官功能的状态。

严重的电解质紊乱是埃博拉病毒病死亡的另一大原因。Rollin 等报道严重的低钾低钠以及低钙血症与埃博拉病毒病患者的死亡率密切相关。严重的电解质紊乱可能与剧烈的消化道反应有关，埃博拉病毒感染后 3 ～ 5 天是急性反应期，患者表现为严重的消化道反应，出现剧烈的恶心呕吐、腹泻，患者迅速出现脱水、电解质紊乱症状。对于脱水患者大量的液体复苏，如果不能合理地补充电解质，医源性的电解质稀释也是导致电解质紊乱的重要因素之一。

塞拉利昂 5 例确诊患者中均存在不同程度的恶心、呕吐、腹泻，其中 3 例重症患者腹泻频率高达 10～16 次 / 天，检验显示存在严重的低钠低钾血症。严重的腹泻反应给予蒙脱石散对症支持有效，同时积极予以补充水分、电解质，2 例患者在 2～3 天消化道反应缓解，电解质紊乱纠正，恢复正常，1 例老年患者腹泻、电解质紊乱治疗无效，于入院第 3 天死亡。

根据笔者以往的经验，病毒感染者恢复期的血清中存在抗病毒抗体，输注恢复期患者血清的方法通常被用于很多无特效药物的病毒感染性疾病的治疗。在既往及本次埃博拉疫情中，也有患者在输注埃博拉病毒病恢复期患者的血清后康复的报道，但和其他对症治疗方法一样，其疗效尚不明确。虽然 WHO 已经出台了使用恢复期患者的血清治疗埃博拉病毒病的临床应用指南，但如何得到足够用量且安全的血清仍是需要重点解决的问题。

埃博拉病毒病患者的强传染性在一定程度上限制了患者的病情监护，中塞友好医院采用远程视频动态监护的方法有利于患者病情变化的及时发现与动态管理，又可以减少密切接触，降低交叉感染。根据视频监护得到的结果，及时调整治疗方案有利于疾病的控制，随着移动医疗技术的兴起，将来移动医疗有可能在重症烈性传染病的远程监护上发挥更大作用。

对于 10 例患者的有限经验并不能无限推广给所有埃博拉病毒病患者，但密切监护与补液处理对协助患者度过急性期极其重要。比如积极的口服和静脉液体治疗、电解质的及时补充、人静脉丙种球蛋白的冲击治疗和对症处理对改善埃博拉病毒病的预后具有较好的帮助作用。尽管病例数尚少，还不能揭示埃博拉病毒病的全貌，但希望通过我们直接的认识和诊治经验，能够加强对此病的了解。

参考文献

1. 中华人民共和国国家卫生和计划生育委员会. 埃博拉出血热防控方案. 中华临床感染病杂志，2014，7（4）：289-290.

2. 李兰娟. 埃博拉病毒病. 浙江：浙江大学出版社，2015.

3. Baize S，Pannetier D，Oestereich L，et al.Emergence of Zaire Ebola virus disease in Guinea.N Engl J Med，2014，371（15）：1418-1425.

4. WHO Ebola Response Team.Ebola virus disease in West Africa-the first 9 months of the epidemic and forward projections.N Engl J Med，2014，371（16）：1481-1495.

5. Kilgore P E，Grabenstein J D，Salim A M，et al.Treatment of Ebola Virus Disease.Pharmacotherapy，2015，35（1）：43-53.

6. Schieffelin J S，Shaffer J G，Goba A，et al.Clinical illness and outcomes in patients with Ebola in Sierra Leone.N Engl J Med，2014，371

（22）：2092-2100.

7.Bah E I，Lamah M C，Fletcher T，et al.Clinical presentation of patients with Ebola virus disease in Conakry，Guinea.N Engl J Med，2015，372（1）：40-47.

8.Lyon G M，Mehta A K，Varkey J B，et al.Clinical Care of two patients with Ebola virus disease in the United States.N Engl J Med，2014，371（25）：2402-2409.

9.Kortepeter M G，Bausch D G，Bray M.Basic clinical and laboratory features of filoviral hemorrhagic fever.J Infect Dis，2011，204（Suppl 3）：S810–S816.

10.Zhang Y，Li D，Jin X，et al.Fighting Ebola with ZMapp：spotlight on plant-made antibody.Sci China Life Sci，2014，57（10）：987-988.

11.WHO.Use of convalescent whole blood or plasma collected from patients recovered from Ebola virus disease for transfusion，as an empirical treatment during outbreaks：interim guidance for national health authorities and blood transfusion services[2014-08].http：//apps.who.int/iris/handle/10665/135591.

12.Burnouf T，Seghatchian J.Ebola virus convalescent blood products：where we are now and where we may need to go.Transfus Apher Sci，2014，51（2）：120-125.

13. Kortepeter M G，Bausch D G，Bray M.Basic clinical and laboratory features of filoviral hemorrhagic fever.J Infect Dis，2011，204（Suppl 3）：S810-S816.

14.Mandell G L, Bennett J E, Dolin R.Mandell, Douglas, and Bennetts principles and practices of infectious diseases.7th ed.Philadelphia：Churchill Livingstone, 2010：2259-2263.

15.Kortepeter M G, Bausch D G, Bray M.Basic clinical and laboratory features of filoviral hemorrhagic fever.J Infect Dis, 2011, 204 (Suppl 3)：S810-S816.

16.Feldmann H, Sanchez A, Geisbert T W.Filoviridae：Marburg and Ebola viruses.In：Knipe DM, Howley PM.Fields virology.6th ed.Philadelphia：Lippincott Williams & Wilkins, 2013：923-956.

17.Schieffelin J S, Shaffer J G, Goba A, et al.Clinical illness and outcomes in patients with Ebola in Sierra Leone.N Engl J Med, 2014, 371 (22)：2092-2100.

18.Qiu X, Wong G, Audet J, et al.Reversion of advanced Ebola virus disease in nonhuman primates with ZMapp.Nature, 2014, 514 (7520)：47-53.

（汪明珊　杨永峰整理）

埃博拉病毒病的隔离要求和患者护理

　　埃博拉病毒病患者病情发展极快，危重症多，但又有其独有的疾病特点，因此在做好消毒隔离、严密观察病情的基础上，应根据其疾病特点采取针对性的护理措施。对埃博拉病毒病患者的所有护理工作，必须以做好科学防护、严格执行消毒隔离制度为前提。医护人员必须穿戴个人防护装备（personal protection equipment，PPE），至少2人同时进入隔离病区，每日4～6次轮班进入，一次1～2小时，不超过3小时，因长时间穿戴PPE会使身体热负荷增加、缺氧而发生虚脱的风险。

24. 推荐对埃博拉病毒病患者采取严密的隔离原则

埃博拉病毒病的主要传播途径为接触传播。埃博拉病毒的致病性强，据报道 1 ～ 10 个病毒即可感染正常人。所以，在隔离原则上推荐对患者采取严密隔离的措施。

（1）埃博拉病毒病患者的隔离：根据埃博拉病毒接触传播的特点，疑似、可能和确诊的埃博拉病毒病患者都必须集中在埃博拉治疗中心进行留观、检测和治疗；严格执行单人单间隔离，单间病房要求通风良好，室内的用具和家具力求简单、耐消毒，医疗护理等诊疗用具固定患者单独使用；有可供观察的窗户及能对患者的活动进行约束，通往过道的门窗须关闭，单间隔离病房应配专用卫生间，禁止患者互串病房及随意出入病房；严格执行消毒隔离制度，做好科学防护，避免交叉感染和病毒播散。

（2）隔离病区的管理：隔离病区应严格按照传染病区域标准设计，严格限制人员出入，病区分为"三区两带两线"。"三区"是指清洁区、潜在污染区和污染区；"两带"是指两个缓冲带；"两线"是指两通道，即清洁通道和污染通道。区域标识应醒目，在此医疗环境中工作人员均须严格执行标准预防，医务人员在进入污染区时必须按照要求进行防护，离开前按照要求脱掉防护装备，整个进出过程必须严格遵守单向循环行走路线；在污染区的所有物品未经消毒处理，不得带到其他地方。

患者及患者的物品经过潜在污染区时不得接触墙壁、家具等物，各类检查或护理用物严格按要求分别处理。患者及患者接触过的物品不得进入清洁区，工作人员接触过患者后需要脱去 PPE 后才能进入清洁区。

（3）隔离规范：①进入病房接触患者前，必须确认个人防护装备正确穿戴，消毒设施设备如洗手液、喷洒壶、洗手设备等随手可得，见图 7。②患者使用的所有物品包括被单、衣物、剩余的食物等丢弃时须按照感染性废物处理，污染的垃圾装入专用双层黄色垃圾袋并标记后统一按照要求焚烧处理。应在呕吐、腹泻患者床旁放置预先盛有 0.5% 含有效氯消毒剂的呕吐物收集器具及便盆。体液、分泌物或排泄物应用 0.5% 含有效氯消毒剂浸泡 30 分钟后再倾倒。体液、分泌物或排泄物污染地面或物体时，应先用 0.5% 含有效氯消毒剂喷洒或以专用消毒吸水巾覆盖 30 分钟后再处置。③注意手卫生，严防被注射针头等利器刺破手套，若手被血液或体液污染，应立即用消毒液洗手，更换外层手套；护理每一名患者前后均要洗手和更换手套。④在执行静脉采血、静脉输液、尸体料理等

体液或血液污染可能性大的高危操作时，应按照标准穿戴
PPE，在操作过程中，对于被患者的血液、体液喷溅的部
位均应立即用 0.5% 含有效氯消毒液进行处理，如 PPE 被
患者的血液、体液浸湿时应立即按穿脱 PPE 的标准流程
更换 PPE，以减少感染风险。⑤设置专职清洁消毒员，污
染与半污染区地面、物品表面使用 0.5% 含有效氯消毒剂
消毒，每日 3 次。空气消毒采用空气消毒机和紫外线灯照
射，有研究表明有机物表面的埃博拉病毒在紫外线照射后
有 96% ～ 97% 被灭活。

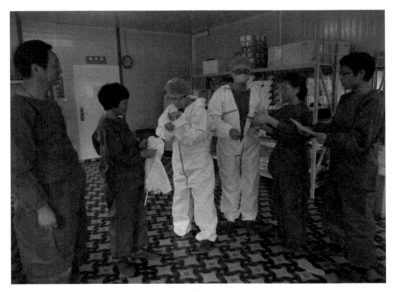

图 7

25. 隔离基本操作及其流程

（1）进入隔离区所需的防护装备：长袖一次性无纺布分体式工作衣、一次性连肩帽、一次性手术帽、N95 口罩、乳胶手套 2 双、丁腈手套、护目镜、一次性连体防护服、长筒雨靴、防水隔离衣、一次性面屏、长筒靴套。检查无破损，并在护目镜、面屏上喷涂防雾液。如进行产生大量气溶胶的操作宜佩戴全面型自吸过滤式呼吸器或动力送风呼吸器等。

（2）穿 PPE 流程：工作人员进入隔离病房时，先穿上能吸汗的棉质背心、短裤、棉袜再进入第一穿衣间。第一穿衣间的更衣流程：穿长袖一次性无纺布分体式工作衣→速干手消毒剂手消毒→戴 N95 口罩→戴一次性连肩帽→戴护目镜→戴第一层丁腈手套，手套口盖住工作衣袖口→穿一次性连体防护服→戴一次性手术帽→戴第二层乳胶手套→穿长筒雨靴→速干手消毒剂手消毒→做伸展活动（扩胸、转身、下蹲等动作以检查防护装置穿戴的牢固度）→互相检查确认无皮肤暴露→防护服背部标记姓名和时间。然后进入第二穿衣间，第二穿衣间的更衣流程：速干手消毒剂手消毒→穿防水隔离衣→戴一次性面屏→戴第三层乳胶手套→穿靴套→速干手消毒剂手消毒→互相检查确认防护装置穿戴规范→背部标记姓名和时间。

（3）脱 PPE 流程：出隔离病房时，到第一脱衣间脱卸防护服，流程：用 0.05% 含有效氯消毒剂洗手→更换第三层乳胶手套→相互用 0.05% 含氯消毒剂喷洒全身→速干手消毒剂手消毒→脱防水隔离衣→速干手消毒剂手消毒→脱靴套→脱第三层乳胶手套→速干手消毒剂手消毒→脱一次性面屏→脱一次性手术帽→速干手消毒剂手消毒→在 0.5% 含有效氯消毒剂泡靴池内原地踏步 2 分钟→取避污纸开、关门。进入第二脱衣间，脱御防护服流程：脱长筒雨靴→穿干净的拖鞋→将靴子放入储靴桶→ 0.05% 含有效氯消毒剂洗手→脱一次性连体防护服（侧面对镜子以便于自己能看清脱衣动作，由内向外卷，帽子需卷入，衣服不碰地）→ 0.05% 含有效氯消毒剂洗手→脱第二层乳胶手套→速干手消毒剂手消毒→脱护目镜→速干手消毒剂手消毒→脱一次性连肩帽→速干手消毒剂手消毒→脱 N95 口罩→速干手消毒剂手消毒→脱第一层丁腈手套→速干手消毒剂手消毒→沐浴更衣。

26. 埃博拉病毒病患者的护理必须规范和个性化

（1）患者入院后立即进行卫生处置，沐浴更衣；向患者介绍环境及有关制度，如清洁区、潜在污染区、污染区的划分，患者活动范围、消毒隔离制度、探视制度等。

（2）病室应保持整齐、清洁、安静、舒适，持续开窗通风，光线充足，温度适宜（18～25℃）相对湿度50%～60%；严格按照消毒隔离制度做好病室地面、物体表面及环境的清洁消毒。

（3）在规范穿戴 PPE 后，定时进入病房观察并记录患者生命体征及病情变化；重症患者还应记录液体出入量。有条件者可通过心电监护进行更为准确的生命体征及血氧饱和度监测，如有异常及时报告医生并处理。

（4）严格按照感染标本留取、送检流程，准确、及时留取化验标本，高危标识清晰，置于防漏容器中送检，防止标本污染、泄漏。

（5）保证患者每日摄入足够的水分、热量、营养，鼓励呕吐、腹泻患者多饮水与补充电解质，患者胃肠道症状严重时可给予静脉补液。

（6）重症患者给予卧床休息，及时做好生活护理及污物清理，协助改变体位，注意皮肤护理防止压疮发生；躁动、谵妄及有精神症状者，拉起床栏以防坠床或受伤，必要时遵医嘱给予镇静药物，防范患者自伤、伤人或逃离病房。

（7）由于埃博拉病毒病死亡率高，传染性强，被强制隔离，往往有孤独无助感，对病情的恐惧可出现焦虑、抑郁、烦躁不安的心理。恢复期患者可能会出现与外界交往障碍，担心受到别人拒绝的心理。对此，医护人员应及时与患者沟通，了解其真实的思想动态，并给予联系专职心理治疗人员进行心理疏导。夜间必要时遵医嘱可给予地西泮片口服助眠。

（8）严格规定探视制度，不设陪护，禁止家属直接进入病房探视，但为了给予患者精神支持，可鼓励家属在病区外与患者保持 2 米以上的距离隔窗探视，也可安排家属通过电话与患者进行沟通交流，有条件的可安装视频。

（9）埃博拉病毒病患者临床症状消失、两次采集静脉血液标本（间隔 48 小时以上）通过 PCR 检测埃博拉病毒 RNA 均为阴性，方可出院。处于哺乳期的母亲，如果有意愿继续母乳喂养或仍分泌乳汁，建议推迟出院至母乳中 PCR 检测为阴性可能更安全。患者出院前须用 0.05% 含有效氯消毒剂沐浴并更换清洁衣物，注意防止含有效氯消毒剂入眼和入口；其个人所有物品按照医疗废物焚烧处置，严禁携带任何住院期间使用过的物品出院；病房给予终末消毒。

（10）指导患者和家属出院后注意休息和饮食，并讲解埃博拉病毒病的预防等知识；避免与他人密切接触，男性患者应在 3 个月内避免无保护性交；如个人或亲友出现埃博拉病毒病相关症状应立即就诊。

（11）如患者死亡后，须严格按消毒处理程序拔除各种管道，摆放好体位，保护患者尊严，通知专业的收尸队处理尸体。尸体抬走后，按标准程序对病房环境及物品进行终末消毒。

27. 埃博拉病毒病患者的常见症状及体征的监测与护理非常重要

早期主要临床表现为高热、畏寒、肌肉酸痛、关节痛、头痛、咽痛伴疲乏等全身中毒症状，早期症状越明显，病情发展越迅速，病死率越高，死亡发生在症状出现后 6 ～ 10 天内。如条件允许，可在建造病区时安装视频监控和床旁呼叫系统，以便于对患者进行 24 小时连续观察。

（1）体温监测与护理：发热是埃博拉病毒病最常见、最早出现的症状之一，一般突发畏寒高热，体温在 1 ～ 2 日内达 38.5 ～ 40℃，热型以弛张热及稽留热为主，持续 3 ～ 7 日。也有部分患者早期体温波动较大，可在 2 ～ 3 日降至正常，但病情却可能进行性加重，大多数重症患者均表现为持续的发热。应动态监测体温，常规每 4 ～ 6 小时监测体温 1 次，了解体温变化趋势是评估病情变化的重要措施。

低热患者不给予特殊处理，可适当给予物理降温，如冰敷及温水擦浴，禁用酒精擦浴，以免引起血管扩张导致皮肤出血。当体温 > 39℃时，遵医嘱使用具有降温和镇痛双重作用的药物，避免使用影响血小板的药物。禁止快速退热，防止大量出汗引起低血容量性休克，在降温过程中及时观测体温、血压的变化。实施物理或化学降温后，评价降温的效果。鼓励患者多饮水，遵医嘱给予 ORS 液，必要时静脉输液；监测患者 24 小时液体出入量。

（2）循环功能监测与护理：埃博拉病毒病轻症或早期患者每 4 小时测量脉搏、血压 1 次，由于医务人员在病房穿戴 PPE 后无法使用听诊器，因此只能使用电子血压计。电子血压计固定患者使用，出院或死亡时予以终末消毒，条件允许时推荐使用心电监护。重症埃博拉病毒病患者病程中可出现低血压休克而死亡，故埃博拉病毒病重症或晚期患者应警惕休克的发生，使用心电监护监测其心率、血压的变化，观察是否有低血压（收缩压 < 90mmHg）、意识障碍、脉搏细速、肢端冰冷、尿量减少（ < 30ml/h）等低灌注征象。

（3）呼吸功能监测与护理：埃博拉病毒病重症或晚期患者由于全身炎症反应可造成肺毛细血管内皮细胞和肺泡上皮细胞的炎症损伤，导致肺组织炎性渗出、急性缺氧、急性呼吸窘迫综合征甚至呼吸功能不全或衰竭，因此应持续血氧饱和度监测，并注意观察呼吸的频率、节律、深度，是否有呼吸急促、呼吸不规则、叹气样呼吸等。呼吸困难患者应给予吸氧治疗，并予以半卧位来缓解呼吸困难的症状，减少患者活动以降低耗氧量。

（4）神经系统监测与护理：持续高热时可出现谵妄等精神症状，儿童还可出现高热惊厥；埃博拉病毒病患者在晚期可并发脑膜脑炎。因此应密切观察患者意识、精神状态，有无嗜睡、昏迷、谵妄及脑膜刺激征。

（5）体液和电解质平衡监测与护理：埃博拉病毒病患者常常有严重的胃肠道症状，恶心、纳差明显，并伴随大量呕吐和严重腹泻，同时因用解热镇痛药造成体液损耗、代谢异常，容易出现液体出入不平衡而导致低血容量性休克及水、电解质紊乱等问题。因此应记录患者液体出入量，并观察患者有无心律失常、肌肉抽搐等低钾血症表现；观察有无口渴、皮肤弹性降低等脱水征。严重呕吐、腹泻导致大量体液丢失，应保证每日入水量在 3000ml 左右；采用少量分次口服的方法以免引起恶心呕吐；提倡应对呕吐、腹泻患者早期静脉补液。

（6）疼痛评估与护理：评估疼痛的部位、性质、伴随的症状、疼痛的程度；评估疼痛程度可采用视觉模拟评分

法、数字疼痛评分法、语言描述评分法、面部表情量表法
等疼痛评估工具进行评估。分值≥4分遵医嘱予以镇痛药，
并观察镇痛效果。

（7）出血的观察与护理：感染性疾病是导致 DIC 发生
的最常见和重要的诱发因素之一，而 DIC 所致的死亡也是
埃博拉病毒病患者的主要死亡原因之一。出血是埃博拉病
毒病的典型症状之一，患者发病早期就可因凝血功能障碍
及纤维蛋白溶解而发生出血，如皮肤的淤点、淤斑，黏膜
充血和出血，以及消化道出血如呕血、黑便或血便，也可
表现为咯血、血尿及口鼻腔出血等。评估观察极为重要，
每次查房时应逐项问诊、查体，对患者进行饮食、活动注
意事项的宣教，如避免吃生硬食物，避免碰撞等导致出血
的诱因。

（8）皮肤的观察与护理：有25%～52%的患者可表现
出皮疹，多在第5～7日发生。皮疹多表现为细小的麻疹
样斑丘疹，皮疹呈暗红色，在皮肤颜色较浅的机体更易观
察到。出疹时瘙痒多不明显，以肩部、手心、脚掌多见，
可逐渐扩散至全身，并出现融合，数日后可自行消退并脱
屑，部分患者可较长期地留有色素沉着。埃博拉病毒病重
症患者乏力、虚弱，需卧床休息，要观察患者全身皮肤情
况，防止出现压疮。

（9）营养状况的观察与护理：因持续高热处于高代谢状态，严重呕吐、腹泻导致营养不良，可使机体免疫和防御功能下降。观察有无消瘦、体重减轻等营养不良表现。饮食应以高热量、高维生素、易消化为原则，饮食宜清淡可口，适合患者口味，以少渣易消化半流质饮食为主，保证充分热量，酌情做到少食多餐。

参考文献

1.Ansari A A.Clinical features and pathobiology of Ebolavirus infection. J Autimmun，2014（55）：1-9.

2. 中华人民共和国国家卫生和计划生育委员会．埃博拉出血热防控方案（第二版）．传染病信息，2014，27（4）：Ⅰ-Ⅱ．

3. 张永生，李谨革．埃博拉出血热．西安：第四军医大学出版社，2014，271.

4. 赵雪红，汤灵玲，高春华，等．利比里亚中国埃博拉治疗中心医务人员防护体会．护理与康复，2015，14（9）：876-878.

5. 赵雪红，卞丽芳，高春华，等．利比里亚中国援建埃博拉治疗中心疑似和可能埃博拉患者的诊治心得．中华危重症医学杂志（电子版），2015，8（4）：209-212.

（赵雪红整理）

埃博拉病毒病的预防

28. 早期诊断和隔离防护可有效地预防和控制疫情扩散

目前针对埃博拉病毒病尚无批准上市的疫苗，有应用前景的疫苗也在漫长的临床试验阶段。现阶段埃博拉病毒病疫情预防控制的主要策略是早期发现病例、及时调查处置、追踪和密切观察接触者以及有效的医院和社区内的感染控制。多次大规模暴发的埃博拉病毒病疫情，包括本次西非疫情，都存在首发病例发现严重滞后而导致疫情播散的问题。从首发病例发病到疫情暴发往往间隔数月，在此期间埃博拉病毒已在人群中传播扩散。若能在早期诊断并及时调查处置，发生大规模暴发疫情的可能性将大大降低。

在这方面，2011 年乌干达埃博拉疫情的监测和应对堪称范例。这起疫情仅确诊 1 名病例，从其死亡到实验室诊断仅 6 天，确诊后第 2 天，乌干达卫生部门即启动病例追踪和隔离观察等措施。病例的及时发现和迅速处置，对控制疫情起到了重要作用。

当埃博拉病毒病在人群中暴发流行时，医院不仅是发现病例的前沿阵地，也是感染控制的重点场所。历史上已有过多次疾病在医院内发生暴发流行的惨痛教训。尽管医院存在感染的高风险，但这种风险可防可控。1995 年刚果民主共和国疫情暴发前期曾出现了大量医护人员感染，但后期采取病例隔离和个人防护等措施后，就不再有医院内的感染病例。这说明通过恰当防护措施和感染控制可有效降低和控制医院内的感染风险。感染控制应贯穿每一个医疗环节，包括：确诊前对疑似病例隔离、疑似病例和确诊病例分类管理、临床标本采集、运输、实验室检测及标本灭活处理等，每个环节都要根据暴露风险穿戴相应个人防护设备，并定期对器械和环境消毒。

29. 所有人员均应做好个人防护

接触或可能接触埃博拉病毒病的留观、疑似或确诊病例及其污染环境的所有人员均应做好个人防护，具体措施包括：

（1）手卫生：所有人员日常工作中均应加强手卫生措施，例如进入污染区域戴手套和穿个人防护装备前，对患者进行无菌操作前，有可能接触患者血液、体液及其污染物品之后，离开污染区域、脱去个人防护装备后均应执行手卫生措施。

（2）手部防护：进入污染区域、进行诊疗活动和实验室操作时，至少需佩戴一层一次性使用医用橡胶检查手套（以下简称一次性手套）；搬运有症状患者和尸体、进行环境清洁消毒或医疗废物处理时，加戴长袖橡胶手套；在接触不同患者、手套污染严重或手套破损时及时更换并进行手卫生。

（3）面部和呼吸道防护：进入污染区域时，至少佩戴医用外科口罩；与患者近距离（1米以内）接触，或进行可能产生气溶胶、液体喷溅的操作时，呼吸道有被血液、体液、分泌物、排泄物及气溶胶等污染的风险，应戴N95或以上级别的医用防护口罩；每次佩戴前应做密合性检查；眼睛、眼结膜及面部有被血液、体液、分泌物、排泄物及气溶胶等污染的风险时，应戴防护眼罩或防护面屏。

（4）皮肤防护：预计接触患者产生的血液、体液、分泌物、排泄物及气溶胶飞沫时需穿医用一次性防护服；在接触大量血液、体液、呕吐物、排泄物时应加穿防水围裙。

（5）足部防护：进入污染区域时，穿覆盖足部的密闭式防穿刺鞋（以下简称工作鞋）和一次性防水靴套；环境中有大量血液、体液、呕吐物、排泄物时应穿长筒胶靴。

30. 不同暴露风险等级要采取不同的防护措施

根据可能的暴露风险等级，采取相应的防护措施。

（1）低风险：对预计不会直接接触患者或患者的血液、体液、呕吐物、排泄物及其污染物品的人员，做好标准预防措施。防护对象：污染区域外的一般医务人员或其他辅助人员，或在患者转运、诊疗、流调等过程中预计不会接触患者或患者的血液、体液、呕吐物、排泄物及其污染物品的工作人员，如密切接触者流调人员、工作组织者、司机、翻译和引导员等。防护装备：工作服、工作鞋、一次性工作帽和一次性外科口罩。

（2）中风险：直接接触患者或可能接触患者少量血液、体液、呕吐物、排泄物及其污染物品的人员，采用加强防护措施。防护对象：如对患者进行一般性诊疗工作的医务人员，近距离（1米以内）接触患者的流调人员，标本采集人员，实验室检测人员，清洁消毒人员，转运患者的医务人员。防护装备：一次性工作帽、防护眼罩或防护面屏、医用防护口罩（N95 及以上）、医用一次性防护服、一次性手套、工作鞋、一次性防水靴套。

（3）高风险：可能接触患者大量血液、体液、呕吐物、排泄物等，或实施侵入性操作或易产生大量气溶胶操作的医务人员，采取严密防护措施。防护对象：进行气管切开、气管插管、吸痰等操作的医务人员，进行尸体解剖的人员，搬运患者或尸体人员，实验室离心操作人员，进行大量血液、体液、排泄物、分泌物或污染物品操作的医务人员和清洁消毒人员。防护装备：一次性工作帽、防护面屏、防护口罩（N95 及以上）、医用一次性防护服、一次性手套、长袖橡胶手套、工作鞋、一次性防水靴套、长筒胶靴、防水围裙等，戴全面型自吸过滤式呼吸器或动力送风呼吸器。

31. 个人防护装备选用及穿脱顺序

（1）留观、疑似和确诊病例转运人员：防护装备：一次性工作帽、双层一次性手套、防护眼罩或防护面屏、医用防护口罩（N95 及以上）、医用一次性防护服、工作鞋、一次性防水靴套。如患者需要搬运，建议穿戴长袖橡胶手套和防水围裙；如环境中有大量体液、血液、呕吐物、排泄物，改穿长筒胶靴。

（2）尸体处理人员：防护装备：一次性工作帽、一次性手套和长袖橡胶手套、全面型自吸过滤式呼吸器或动力送风呼吸器、医用一次性防护服和防水围裙（或化学防护服）、长筒胶靴。当工作时间较长或较耗体力时，建议选用动力送风呼吸器。

（3）环境清洁消毒人员：当环境中存在大量患者血液、体液、呕吐物、排泄物及其污染物品时，个人防护参见尸体处理人员；使用全面型自吸过滤式呼吸器或动力送风呼吸器时，根据消毒剂种类选配尘毒组合的滤毒盒或滤毒罐；其他污染环境清洁消毒参见后文隔离病房工作人员。

（4）隔离病房工作人员：防护装备：一次性工作帽、双层一次性手套、防护眼罩或防护面屏、医用防护口罩（N95及以上）、医用一次性防护服、工作鞋、一次性防水靴套。如环境中有大量患者体液、血液、呕吐物、排泄物，加穿防水围裙、长筒胶靴；如进行产生大量气溶胶的操作（引起咳嗽的或产生气溶胶的支气管镜检、气管内插管、气道抽吸、使用呼吸面罩进行正压通气或使用气溶胶发生式的或喷雾式治疗、织物整理等），宜佩戴全面型自吸过滤式呼吸器或动力送风呼吸器等。

（5）标本采集人员：防护装备：一次性工作帽、双层一次性手套、防护眼罩或防护面屏、医用防护口罩（N95 及以上）、医用一次性防护服、工作鞋、一次性防水靴套。必要时，可加穿防水围裙、全面型自吸过滤式呼吸器等。

（6）生物安全实验室：防护装备：一次性工作帽、医用防护口罩（N95 及以上）、防护眼罩或防护面屏或动力送风呼吸器、医用一次性防护服、双层一次性手套、工作鞋、一次性防水靴套。必要时，可加穿防水围裙等。

（7）流行病学调查人员：对密切接触者调查采取标准防护，佩戴一次性工作帽、医用外科口罩、工作服、一次性手套；对疑似病例或确诊病例调查时个人防护参见隔离病房工作人员。

32. 个人防护装备使用说明和注意事项

（1）使用个人防护装备的人员应熟悉装备的性能，并掌握使用方法，应选择大小合适的医用防护服，应在经过培训人员指导和监督下穿脱个人防护装备。进入污染区之前穿戴好个人防护装备，进入清洁区之前小心脱下个人防护装备。脱卸顺序原则上是先脱污染较重和体积较大的物品，后脱呼吸道、眼部等最关键防护部位的防护装备。脱卸过程中，避免接触面部等裸露皮肤和黏膜。

（2）选用医用防护口罩（N95 及以上）时，应做适合性检验；每次佩戴医用防护口罩（N95 及以上）后，应做佩戴气密性检查。

（3）手套应大小合适，在佩戴之前做简易充气检漏检查，确保手套没有破损；手套套在防护服袖口外面；手套、靴套穿戴后都应做好固定，若无固定装置，用胶带固定，以防脱落。

（4）手卫生时，可以使用含酒精的快速手消毒剂，也可以使用皂液和流动水按照六步洗手法正确洗手。当手部有可见的污染物时，一定要用皂液在流动水下洗手。

（5）使用后的一次性防护用品放入医疗废物收集袋，外层消毒后放入新的医疗废物收集袋，按医疗废物处理；或就地高压灭菌后，按医疗废物收集、处理。

（6）防护眼罩或防护面屏经用有效氯 1000mg/L 含氯消毒剂浸泡消毒 30 分钟以上，用清水冲洗干净，可重复使用。全面型自吸过滤式呼吸器建议用 0.2% 以上浓度季铵盐类消毒剂或 70% 医用酒精擦拭、喷洒和浸泡消毒 30 分钟以上，或遵照厂家提供的产品说明书进行消毒。有可见污染物时，应先清洁再消毒，擦拭用物品按医疗废物处理。

（7）皮肤被疑似埃博拉病毒病患者的体液、分泌物或排泄物污染时，应立即用清水或肥皂水彻底清洗，或用

0.5% 碘伏消毒液、75% 酒精氯已定擦拭消毒，使用清水或肥皂水彻底清洗；黏膜应用大量清水冲洗或 0.05% 碘伏冲洗。

33. 对于西非埃博拉疫情和个人旅行风险评估

通过跨境旅行造成相邻地区国家传播的风险高；相距稍远的非洲地区存在中等风险；非洲以外国家传播风险低。在疫情期间，WHO 定期评估公共卫生形势，并在必要时提出旅行或贸易限制的建议。由于埃博拉病毒的人际间传播是由于直接接触感染患者的体液或分泌物造成的，因此旅行者感染的风险很低。从感染国归来的旅行者和商人风险极低；探亲访友人群感染风险低（除非直接接触患者 / 死者尸体 / 感染埃博拉病毒的动物）；与患病的人共同乘坐交通工具感染风险低（但要对接触者进行追踪）；按照基本医疗规范进行防护，在疫区工作的医务人员感染风险很小。

WHO 的一般性旅行建议：①旅客应避免与患者发生任何接触。②前往受影响地区的医务人员应严格遵守 WHO 推荐的感染控制指南。③曾在最近报告病例的地区停留过的任何人，均应了解疾病的症状，并在出现疾病最初迹象时求医。④为从疫区归来且出现相关症状的旅行者提供诊治服务的临床医生，要考虑患者感染埃博拉病毒的可能性。

34. 埃博拉病毒病预防经验结论

尽管目前埃博拉病毒病在西非 4 国仍流行，也有经航空工具远距离传播疫情的报道，但自 1976 年以来，埃博拉病毒病的实验室诊断、调查处置、感染控制等技术已取得巨大进步。该病在具备良好的监测系统和完善的卫生应急体系的国家发生大规模传播的可能性极小。2003 年严重急性呼吸道综合征（SARS，俗称非典型肺炎）流行之后，中国公共卫生体系发挥了更大的作用。国家应急管理中心能够全面指挥和协调抗击新发和再现传染病的系列工作，为控制疫情做出快速反应。中国的公共卫生体系极大加强，使传染病监测、发现、检测、救治、应急反应和处置能力大幅度提升。中国政府的相关部门已为预防埃博拉疫情输入制定了相应技术方案，并储备了相应物资。对于包括中国在内的尚未发生疫情的国家而言，在加强监测和积极准备应对的基础上，无须过度恐慌。目前，该病尚有包括治疗在内的诸多科学问题有待解决。在符合伦理原则的前提下，开展深入的流行病学、病毒学、临床、免疫、病理、治疗药物等研究，可加深对该病的科学认识，提供更为有效的防治手段。

参考文献

1.WHO.埃博拉病毒病实况报道[2016-01].http://www.who.int/mediacentre/factsheets/fs103/zh/

2.中国疾病预防控制中心.埃博拉病毒病个人防护指南（第二版）[2014-09-24].http://www.chinacdc.cn/jkzt/crb/ablcxr/zstd_6242/201409/t20140906_104250.htm

3.Hongzhou L.China takes an active role in combating an Ebola outbreak：On-site observations and reflections from a Chinese healthcare provider.Intractable Rare Dis Res，2015，4（4）：217-219.

（卢洪洲　石磊　汪邦芳整理）

埃博拉诊疗中心的管理

  埃博拉诊治需在有严密保护的埃博拉诊疗中心中进行。期间既要为患者及接触者进行排查、诊治，又要保障医护人员"零感染"。组织与管理是关键。结合本人在利比里亚埃博拉诊疗中心工作的经验，作以下介绍。

  利比里亚中国埃博拉诊疗中心，见图 8。是奉中央军委命令以 1 个月的速度完成的战地医院。2014 年 9 月至 2015 年 5 月我国援利比里亚医疗队承担了抗击埃博拉的任务，实行了一系列相关管理制度及后勤保障，取得了较好成绩。

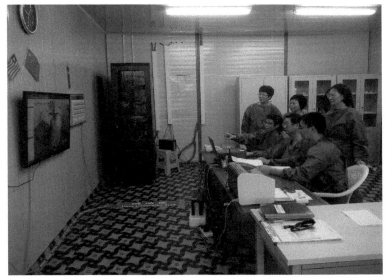

图 8

35. 严格的军事化管理

　　利比里亚中国埃博拉诊疗中心人员是来自国内 19 家医院和解放军总部。既有来自感染、呼吸、重症监护、院感、护理等专业的医护人员，也有炊事员、水电工等后勤保障人员。但是对 154 名队员反复强调的就是"纪律"两字。在特殊时期和异国环境下由不得太多协商，军事化的管理，军人的无条件服从，在平时或非军队医院是难以想像完成的。纪律使你不能随便离开病区和生活区，以免可能出现的失窃、治安事件；纪律就是协调不了的事情按命令行事；

纪律叫你做什么工作就做什么工作，纪律叫你在什么岗位就完成什么职责，也许某些命令看似无情，也许有些命令不是很妥当，但是命令就是命令，必须严格执行。

任何队员不能随意离开病区或生活区，任何工作按流程制度完成，每天晚上9点集体点名。人、财、物统一管理、调度。尽管很多专家来自不同领域，在全国有很高的知名度，但在工作中服从统一安排，毫无怨言。加强监管，即时反馈，每天晚上集体点名使各种措施得以落实，人员健康情况、指令任务的完成情况及客观环境的变化等进行即时的掌控与分析效果的评价，对突发事件做到胸中有数并有应急预案是管理工作的关键。

36. 协同配合的工作模式

为保证任务完成，设立了指挥组、门诊接诊组、病房留观组、病房治疗组、医技保障组、卫生防疫组、后勤保障组等部门。在医疗队抵达后，关注到感染防控和监督的重要性，专门成立了感染防控督导组，负责中方和利方的人员进行防护知识培训、实地演练，并对医务人员病房内的工作进行实时监控督导，见图9，分别完成不同的任务并互相协作，根据工作需要协调不同职责和人员调配。各组制订相应流程和规章制度并严格执行。要完成艰巨的任务，仅有相应的制度也是远远不够的，通过会议、培训等措施使广大队员提高认识，这是极为重要的经验。防感染工作根本不可能是个人行为或部门行为，自始至终这都是群体行为。防感染工作不能留任何死角，防染管理不能落下任何一个人，是督导工作的基本出发点。人、财、物统一管理、调度。严格的个人防护及相关措施，每个工作人员都要经过 7 天以上的防护培训，尤其是雇用的利比里亚方的辅助人员和水电维修人员更要加以重视。培训内容包括埃博拉病毒病基本知识、接诊流程和防护、医护人员防护服的穿脱等。

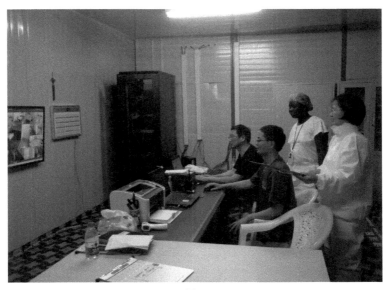

图 9

　　医务人员接触患者前必须穿三层隔离衣，戴口罩、帽子、手套、穿胶靴，戴防护面罩、眼镜等防护用品，见图10。穿脱衣过程二人协作并监督，督查室护士通过监控进行督查并提醒。生活区和医疗区设立门岗，严格出入登记，并测体温和鞋底消毒，见图11。对体温超过37.3℃者禁止入内，要接受观察检疫并停止工作。如持续发热，且经专家讨论不能排除埃博拉病毒病者，需到指定场所隔离，直到体温正常或排除埃博拉病毒病。

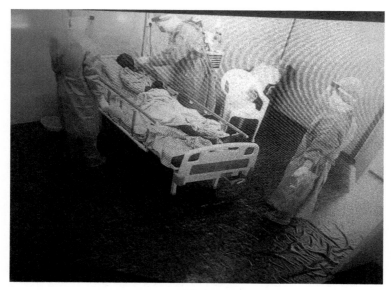

图 10

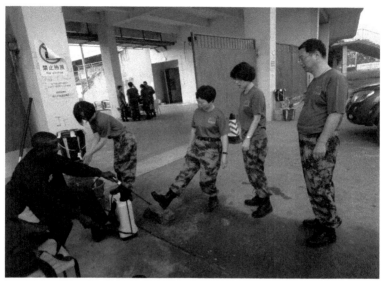

图 11

37. 依靠专家集体决策

要完成抗击埃博拉病毒病的任务，不仅要靠热情服务和严格管理，还要靠专业水平。正确的防感染工作思路及严格的规章制度是实现"零感染"的关键。第一要有战略性认识：埃博拉诊疗中心不是防感染实验室，而是不允许有失败记录的战场。要求防护原则宁繁勿简，防护措施宁细勿粗。第二要理论与实践相结合，以实践为主，在听取专家的意见后，结合非洲实际情况进行必要的改动。我们的个人防护及相关措施既不同于美国指南，也不同于国内的指南。而是结合非洲的气温、具有的消毒条件而制订，见图 12。

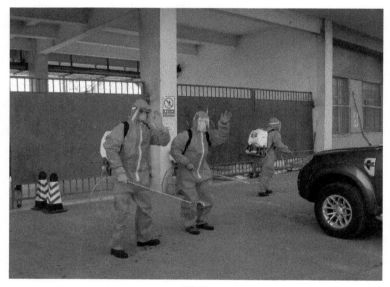

图 12

针对队员中感染专科医生少的状况，首先下发了针对埃博拉诊疗和护理的规范性文件，要求医护人员必须认真学习和执行，并邀请相关专家介绍在非洲抗击埃博拉病毒病的经验和预防传染病经验，学习非洲常见传染病的诊疗知识。成立了由专科医生组成的诊疗专家委员会和感染防控专家委员会。遇到问题，随时召开委员会会议，进行集体讨论，共同决策并形成决议。会议内容包括商定患者的诊疗方案、决定感控细则、制定各类应急预案等。

38. 实现信息化管理

为减少院内感染、减少差错，创建信息化的管理模式。患者诊疗全过程进行数据信息化管理。应用病历管理软件对病史、病程记录、医嘱等进行管理可减少差错；在各病区安装监控探头、并安置对讲呼唤器，24 小时无间断监控患者的病情变化、病房内人员的活动、病房内设备设施的运行，从而减少感染风险，提高医疗质量。对各库房电子化管理以便减少浪费。为队员配发无线对讲机，解决当地网络不稳定时的联络。

39. 有力的后勤保障

在异国他乡，物资极为缺乏的非洲疫区，有力的后勤保障是完成任务的基础。医疗队自备发电机、净水器。携带大量生活必需品，大到桌子、柜子，小到榨菜、牙签。炊事员、水电工等后勤保障人员身兼数职，在极其困难的状况下做好各种工作。设立心理室、图书室，及时调整心理压力。

40. 丰富多彩的文体生活

在封闭环境下，医疗队开展了丰富多彩的文体生活。如收看中央 4 台的电视节目，开通无线网络，发微信，鼓励队员多写家书、报道，组织春节联欢会，给当月队员过集体生日，举办篮球、乒乓球比赛，见图 13。极大地调动了积极性，缓解了压力，鼓动了战斗精神。

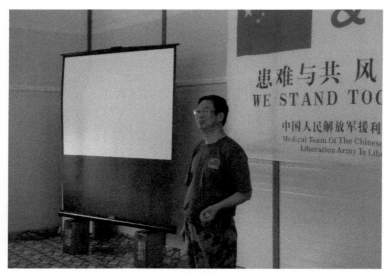

图 13

中国埃博拉诊疗中心运行 9 月，全队人员均服从安排，期间多名主任、护士长多次调整工作岗位，不仅能进行埃博拉病毒病诊治，还能洗胶鞋、配消毒水，毫不犹豫完成任务。中心运行期间我国医疗队和埃博拉病毒病患者及接触者进行 5 万多次密切接触，实现零感染、零事故。无医疗差错事故发生，无院内交叉感染发生，无患者投诉及纠纷发生，全队无一例感染埃博拉病毒病、无一例感染疟疾。更可喜的是无一例意外事件发生。

参考文献

1. 殷环，姚希（译），李六亿（审校）. 医疗机构内疑似和确诊丝状病毒出血热的感染预防和控制指南. 中国感染控制杂志，2014，13（8）：507-509.

2. 熊辛睿，周鹏程（译），黄勋（审校）. 美国医院确诊或疑似埃博拉病毒出血热住院患者感染预防与控制指导意见. 中国感染控制杂志，2014，13（8）：510-512.

3. 中华人民共和国国家卫生和计划生育委员会. 埃博拉病毒病医院感染预防与控制技术指南（第二版）. 传染病信息，2014，8（5）：260-261.

4. 汪邦芳，卢洪洲，沈银忠，等. 从 SARS 到埃博拉病毒病——浅谈我国个人防护技术的发展变迁. 中华临床感染病杂志，2015，8（3）210-214.

（徐小微整理）

"国际指南"之我见

2014 年埃博拉病毒病在西非暴发以后,全世界各个国家高度关注,世卫组织和各国在向西非各国提供医疗援助的同时,也先后制定了埃博拉病毒病防控的各类指南,以便做好应对输入性病例的准备工作。

美国 CDC 颁布的相关指南包括:医院内感染防控建议、标本采集转运和检测、个人防护用品的使用、紧急救援、预防等方面。

41.《美国埃博拉病毒病观察病例的医院内感染防控建议》解读

该指南中制定的防控措施不但考虑到疾病的传播特

点，还综合考虑到了埃博拉病毒病的高发病率、病死率和人际传播风险以及缺乏有效疫苗和疗法等因素。适用于收治观察或确诊病例的医院内的所有医务人员，尤其是直接接触患者的医务人员。其中所指的医务人员包括医院内所有人员，包括医生、护士、护理助理、治疗师、技术人员、紧急医疗服务人员、牙科人员、药剂师、实验室人员，尸检人员，学生和学员，合同人员，家庭医疗保健人员，以及不直接参与患者护理但可能暴露于传染性病原体的人员（文书、饮食、家务、洗衣、安全、维护、计费、牧师和志愿工作者）。

该指南和各国的指南一样，均建议采取综合性的措施预防埃博拉病毒病在医院内传播，包括在日常感控工作中使用个人防护用品，同时强调医疗人员可以通过接触患者的体液、被污染的医疗用品和设备、或被污染的物表环境而感染埃博拉病毒，建议尽可能减少会产生气溶胶的操作。指南中还指出，患者还有合并其他传染病的可能，必要时还需采取额外的感染防控措施。

该指南对一些临床工作细节做了明确规定，比如要有人员进出病房的登记，在人员进入的门上有明显标识，确保每个人在正确防护下进入病室。提出限制针头等利器的使用，明确抽血、实验室检测应有所限制，满足基本临床诊疗需求即可。避免产生气溶胶的操作，如必须进行，应在符合空气隔离条件的病室内进行并保持门窗紧闭；操作中限制在场的人数，限制人员的进出，禁止访客进入操作现场。感控人员也需穿戴合适的个人防护用品，操作完成后及时进行环境清洁消毒。

在指南中再次强调了手卫生的重要性，包括手卫生的时机和方法、安全注射的重要性以及所有进入病房的注射用品和药品容器均应就地处置。

在隔离时间上除了考虑与埃博拉病毒病相关的症状、体征等因素外，还需考虑其他传染病的感染情况，如结核、艰难梭菌感染。该指南中并未给出明确的隔离期限，而是建议根据实际情况和各地卫生部门的规定决定。

指南中强调所有直接和非直接为患者提供服务的医务人员均应知晓病假制度，掌握皮肤、黏膜暴露的应急处理方法。如医务人员突然出现发热、疲劳、极度虚弱或肌肉疼痛、呕吐、腹泻，或任何出血的迹象，应立即停止工作、报告上级、进行医疗检测和评估，通知卫生管理部门，隔离至确认不再有潜在传染性。无症状的病毒暴露者，应进行医疗观察，每天监测 2 次体温直至暴露后 21 天。

对探视制度进行严格的规定：避免探视者进入病房，只有当探视者对患者病情改善有益时才允许进入病房。对探视者进行相应的培训，仔细评估探视者的健康风险和依从性，提供手卫生、避免物体接触和防护用品使用等方面的指导。

42.《埃博拉病毒病收治医院的环境感控指南》解读

鉴于埃博拉病毒极低剂量就可导致感染，患者血液中常有高滴度病毒，且一旦感染病情严重，因此采取较高级别的预防措施是减少感染风险的必要措施。

该指南中强调物业员工在环境清洁消毒过程中也需着个人防护用品，以避免在皮肤和黏膜直接接触化学清洁物品、污染物，避免环境清洁消毒过程中被溅湿和被溅出物污染。

在消毒剂的选择上，推荐使用符合美国环境保护署（EPA）注册标准的、对无包膜病毒有效的物表消毒剂。尽管目前没有任何消毒产品在标签中注明对埃博拉病毒有效，但包膜病毒（包括埃博拉病毒）对大多医院内使用的消毒剂敏感。然而，在消毒产品选择时，更推荐选择对无包膜病毒（诺瓦克病毒、轮状病毒、腺病毒、脊髓灰质炎病毒）有效的更为高效的消毒剂产品，其兼具灭活包膜和无包膜病毒的能力。

建议使用塑料或其他防渗物质覆盖床垫和枕头，埃博拉病毒病确诊或观察期间不能置于带地毯的房间，隔离病房使用前要移除所有软垫家具及装饰窗帘。

关于脱个人防护用品区域的日常清洁和消毒。每天至少常规清洁消毒脱个人防护用品的区域一次。脱下严重污染的个人防护用品后，应该由穿着干净的 PPE 的人员进行清洁和消毒。清洁和消毒完成后，要小心脱下 PPE 和进行手卫生。

在织物处理过程中减少员工接触可能被污染的织物（布制品），床单、不防水的枕头或床垫以及床帘按医疗废物处理。

在该指南中还分别对临床常见的问题，包括如何确定某消毒剂适用于埃博拉病毒的消毒、埃博拉病毒病确诊或观察病例收治病室的清洁和消毒中的注意事项、血液或体液溢出的处理、埃博拉患者使用洗手间是否安全等问题进行了说明。

43.《标本收集、运输和埃博拉病毒检测的指南》解读

埃博拉病毒感染的早期症状与其他的常见传染病如疟疾、流感、伤寒等很难区分。埃博拉病毒在出现症状后才能在血液中被测出，可能需要症状出现 3 天后血液中的病

毒才能达到可检测水平。该指南于 2015 年 1 月 30 日更新。

美国 CDC 建议只对符合埃博拉出血热观察病例标准的患者进行埃博拉病毒检测。如果医院和临床实验室怀疑有埃博拉病毒暴露患者，应联系当地公共卫生当局，并与疾病防控中心沟通，决定是否进行检测。埃博拉病毒检测成年人需采集 4ml 全血，儿童需采集至少 1ml 全血，置于塑料试管，并使用符合生物安全标准的转运箱，2 ~ 8℃下运送到指定的 LRN 实验室。观察病例发病少于 3 天者需要在起病 72 小时后再次检测以排除埃博拉病毒病。

实验室检测过程中需尽可能降低实验室人员被感染的风险，要尽可能避免喷雾、飞溅或产生气溶胶的所有实验室操作。

如果标本在转运前需要短期储存，则应 4℃或冰冻保存。

指南中也对标本的院内转运，包括穿着个人防护用品，避开人流，标本转运箱外部的消毒，不可使用标本传输系统而应专人转运标本等进行了说明。标本院外的运输中需使用三层包装，负责转运的人员应每 2 年接受培训和认证等进行了说明。

在职业安全方面，指南中要求发现任何血液、体液和其他可致感染的传染性材料，必须立即向 CDC 报告。

44.《诊治埃博拉病毒病确诊或观察病例中个人防护用品使用的指南》解读

该指南适用于医务人员对存在出血、呕吐或腹泻的埃博拉病毒病确诊或观察病例进行诊疗的过程，包括了个人防护用品的穿脱流程。该指南于 2015 年 8 月 27 日进行了更新。

其中的要点包括诊疗埃博拉病毒病患者的医护人员必须接受全面的培训和演练，在患者的诊疗过程中 PPE 要完全覆盖个人衣物、皮肤和黏膜，医务人员诊疗患者过程中以及穿脱个人防护用品时必须由有经验的感控人员作为观察员进行监督，其中明确指出观察员不等同于穿脱防护服时的助手。指南中强调了培训、时间、依从以及观察的重要性。更新后的指南较之前版本更为详细，对防护用品的规格款式、防护用品穿脱的环境、布局，穿脱的顺序等均作了详细的说明。

此外，美国 CDC 颁布的埃博拉防控相关指南还包括《预防美国医院内传播的重要感控措施》《埃博拉病毒潜在暴露者的监管和人员活动临时指南》《埃博拉病毒病观察病例紧急医疗服务和 911 应答系统临时指南》，以及针对不同人群如旅游者或医务人员的埃博拉的预防建议等。

参考文献

1. 中华人民共和国国家卫生和计划生育委员会.埃博拉出血热医院感染预防与控制技术指南（第二版）.传染病信息，2014，8（5）：260-261.

2. Center for diseases control and prevention.Infection Prevention and Control Recommendations for Hospitalized Patients Under Investigation (PUIs) for Ebola Virus Disease (EVD) in U.S. Hospitals[2015-09].http：//www.cdc.gov/vhf/ebola/healthcare-us/hospitals/infection-control.html

3. Center for diseases control and prevention of USA.Interim Guidance for Environmental Infection Control in Hospitals for Ebola Virus[2014-08].http：//www.cdc.gov/vhf/ebola/healthcare-us/cleaning/hospitals.html

4. Center for diseases control and prevention of USA.Guidance for Collection, Transport and Submission of Specimens for Ebola Virus Testing[2015-01].http：//www.cdc.gov/vhf/ebola/healthcare-us/laboratories/specimens.html

5. Center for diseases control and prevention of USA.Guidance for Confirmed Ebola Patients or Clinically Unstable PUIs[2015-08].http：//www.cdc.gov/vhf/ebola/healthcare-us/ppe/guidance.html

6. Center for diseases control and prevention of USA.Interim Guidance for Emergency Medical Services (EMS) Systems and 9-1-1 Public Safety Answering Points (PSAPs) for Management of Patients Under Investigation (PUIs) for Ebola Virus Disease (EVD) in the United States[2015-09].http：//www.cdc.gov/vhf/ebola/healthcare-us/emergency-services/ems-systems.html

（汤灵玲整理）

埃博拉病毒病目前仍有争议的问题

埃博拉病毒病的暴发流行使人们对此病有了全新的认识，为正确地诊断、治疗以及预防该疾病的暴发流行奠定了基础。然而关于埃博拉病毒病仍有一些问题值得进一步探讨。

45. 多种传播途径尚缺乏直接证据

埃博拉病毒的传播途径包括：①接触患者的体液，这是最主要的传播途径。②近距离的飞沫传播，动物研究表明，感染埃博拉病毒的动物可在相距 80cm 的范围内将病毒传染给另一只动物。也有报道在一次埃博拉病毒病暴发过程中 19 例的患者其中 5 例可能通过飞沫传播，但目前仍缺乏感染患者产生含病毒飞沫的直接证据。③接触被患者体液污染的物体传播，由于病毒可在干燥的血液中存活 5.9 天，因此接触被患者体液污染的物品有可能感染。我们收治的 1 位患者未接触感染患者，仅去过因埃博拉病毒病死亡者的房间而发病。然而埃博拉病毒在非洲那样的热带气候环境下体外的稳定性需要进一步研究。④空气传播的可能性处于争论中，动物的研究认为有可能性，但到目前为止没有任何研究得出肯定性的结论。⑤性传播的可能性，在塞拉里昂的注册研究表明 43 例埃博拉病毒病康复患者，有 14 例患者在发病后的 7～9 月后精液中仍可检测到埃博拉病毒。2015 年 3 月利比里亚 1 位埃博拉病毒病的幸存者将病毒传染给了其性伙伴，基因组分析表明在其发病后的 179 天或更长时间存在于精液中的埃博拉病毒仍具有传染性，这是埃博拉病毒通过性传播的直接证据。⑥关于食品是否与病毒传播有关，早期并无定论，随着不断有研究报道，野味、植物性食品、食物加工、运输、贸易以及动物如猪、狗、禽类等均有可能直接或间接在病毒的暴发流行起着作用。⑦无症状感染者的传染性，在利比里亚的一个治疗中心一位无任何埃博拉病毒病症状的孕妇，在例行的排查中发现其血液检查发现埃博拉病毒呈阳性，3天后才出现症状，因此症状出现前有可能将病毒传染给其他人。此前许多报道埃博拉病毒感染者可无症状出现，尽管机体免疫将病毒控制在低水平或完全清除了病毒的感染，但那些低病毒的无症状感染者有可能作为传染源。

46. 埃博拉病毒的持续感染及后埃博拉综合征

此次埃博拉暴发流行前，许多文献报道了埃博拉病毒的无症状感染者，也有报道埃博拉病毒病恢复后的后遗症。随着近来多篇有关埃博拉病毒病晚期并发症的文献报道，表明埃博拉病毒可持续感染或潜伏感染，进一步加深了人们对埃博拉病毒病的认识。Varkey 和同事报道的埃博拉病毒病幸存者出现了眼葡萄膜炎的晚期并发症，英国护士因为埃博拉病毒病晚期并发脑膜炎再次被隔离，还有病毒持续存在于精液文献报道，导致人们提出了后埃博拉综合征的概念。后埃博拉综合征包括肌痛、关节痛和眼疾病等类似于类风湿综合征的一组临床表现，有些患者可有神经和精神表现。临床学医生和研究者还发现线状病毒可潜伏在睾丸、神经系统等免疫细胞难以作用的组织或器官，从而形成持续感染，导致晚期并发症。因此根据机体免疫对病毒的应答，相应的可将埃博拉病毒感染者分为：①无症状感染者；②急性感染者；③后埃博拉综合征者。

47. 诊疗风险的规避及诊断时间的缩短

　　埃博拉病毒病的诊断包括检测病毒抗原、核酸，分离病毒和检测抗体。通过 ELISA 和间接免疫荧光的方法可检测体液中的抗原，也可通过检测抗体确定近期或既往感染，目前的诊断主要依据反 RT-PCR。由于埃博拉病毒的传染性较强，在疾病流行期间所有疑似病例和可能病例均应在埃博拉诊疗中心进行留观以便进一步确诊，所有的标本应由经过严格培训的样本采集人员采集并送检。RT-PCR应在留观后尽快进行检测，以便尽早分诊收治。尽管我们所在的埃博拉诊疗中心中 58 例疑似和可能患者第 1 次埃博拉病毒检测结果阴性，无 1 例第 2 次检测结果阳性，5 例确诊患者均为第一次检测结果呈阳性，但此前援利第一批队员收治的 5 例有 3 例第二次才检测出阳性。目前尚无第 1 次结果阴性但第 2 次结果阳性概率的报道，但为彻底排除埃博拉病毒病，如果首次核酸扩增检测结果阴性，应在 72 小时后再次检测。如果留观患者不明原因死亡，应留取咽拭子标本进行病毒核酸检测确诊。我们确诊的 5 例患者，其中1例因便血和阴道出血死亡，经留取咽拭子标本确诊。在此次埃博拉疫情的早期，不明原因死亡患者也曾经心脏穿刺抽血确诊。

目前关于诊断值得探讨的问题包括：①由于静脉采血在穿防护服的情况下有时难以实施且需冒着被感染的极大风险，因此采指血进行病毒核酸的检测不失为简便风险小的方法。②建立新的快速的诊断方法，快速即时的诊断方法有利于患者的分诊，同时尽最大可能减少医务人员被感染机率。由于现有的RT-PCR耗时数小时，建立即时快速方法成为迫切的需要。目前建立方法包括：Vp40抗原的快速检测、Xpert、LifeRiver等方法，后两者快速即时检测病毒特异RNA，虽然前者检测病毒抗原仅需15分钟时间，但仍然需穿个人防护设备在生物安全4级的实验室进行。今后寻找床边的即时检测方法将有利于早期分诊，以最大限度地减少传播，目前埃博拉病毒芯片即时检测技术已在研发中。

48. 埃博拉病毒病的治疗原则尚未达成统一

急性病毒性疾病，包括埃博拉病毒病，目前尚无特异性治疗措施，因此主要是根据临床症状采取对症和支持治疗，注意水、电解质平衡，控制继发感染，预防和控制出血，治疗肾功能衰竭和出血等并发症。

治疗需要进一步讨论的问题：①静脉补液，有证据表明，早期补液，维持水电解质和酸碱平衡，可明显提高存活率。可使用平衡盐液，维持有效血容量，加强胶体液补充如白蛋白等，预防和治疗低血压休克。多数观点认为应该进行静脉补液，但无国界卫生组织认为静脉补液不能显著改善患者预后，还有可能增加护士感染风险的可能性。同时由于在埃博拉诊疗中心不能对患者进行持续的 24 小时护理，静脉输液可能会给患者带来不利的影响，因此有效持续实施静脉输液是今后需要关注的问题。②抗病毒治疗，关于抗病毒治疗目前尚无有效的药物，对于轻中度的患者可能不需要抗病毒治疗，而仅给予对症治疗即可恢复，而重危患者是否需要抗病毒治疗来降低死亡率需要进一步研究。研究表明存活的患者病毒载量明显低于未存活的患者，因此理论上对于重症患者早期从组织和器官减少、抑制和清除病毒，有可能降低死亡率。2014 年末在几内亚实施 Favipiravir Ⅱ期临床研究，纳入了 225 例埃博拉病毒病患者，初步的结果表明在病毒感染的早期具有一定的抗病毒活性，结果仍需进一步的研究。我们给予 4 例患者 Favipiravir 治疗，3 例存活，1 例死亡，但存活的患者均为轻症患者，而死亡患者为重症患者。2015
年 6 月由 Tekmira 公司负责的在几内亚开展的 Ⅱ 期临床研
究提前终止了患者注册，初步的结果研究表明小分子干
扰 RNA TKM-Ebola 无明显效果；2014 年 7 月美国两位医
务工作者在利比里亚感染埃博拉病毒后被接回美国接受了
ZMapp 治疗，血浆病毒下降，临床症状改善，但并不能
全归功于 ZMapp 的作用，因为其他治疗，如维持水电解
质平衡等也可能有重要作用。因此抗病毒是否能降低急性
传染病危重患者的死亡率，仍需大样本病例的研究结果。
③恢复期患者血浆或全血可用于治疗患者，目前已有至少
3 例患者应用恢复期患者血清得以存活，也有报道在塞拉
利昂应用全血或血浆可减少 10% 的死亡率，但今后仍需
更多的临床数据支持，同时应用恢复期患者血浆或全血时
应注意可能引起的急性肺损伤。④在有条件的诊治机构，
对于重症患者的治疗原则是在对症治疗的基础上，防治并
发症，实施有效的呼吸支持（包括氧疗、无创／有创机械
通气）、循环支持、肝脏和肾脏支持等治疗。⑤后埃博拉
综合征治疗，由于病毒的持续存在，因此埃博拉病毒病的
后遗症治疗需要同时抗病毒治疗和激素治疗，避免激素治
疗导致疾病的加重。

49. 埃博拉病毒病的治愈标准尚未确定

由于病毒持续在眼内液、精液中存在，因此埃博拉病毒病患者"治愈"的概念目前仍在争论中。由于后埃博拉综合征的提出导致了如何制定规范统一出院标准就成为值得关注的问题。在疾病流行期间，统一的标准是患者的症状体征消失，间隔 24 小时连续 2 次血液中病毒 RT-PCR 结果呈阴性，即可出院。在转运回欧洲或美国的埃博拉病毒病患者有的连续 2 次，有的是连续 3 次血液中病毒阴性，有的标准是除了精液外，其他的体液均阴性才能出院。利比里亚性传播和英国护士出院再入院的例子，迫使我们需要进一步制定出符合全球统一的治愈出院标准，以控制埃博拉病毒病这一烈性传染病的流行。

参考文献

1.WHO.Ebola virus diseases outbreak.http：//www.who.int/csr/disease/ebola/en/

2.De La Vega M A，Stein D，Kobinger G P.Ebolavirus Evolution：Past and Present.PLoS Pathog，2015，11（11）：e1005221.

3.Judson S，Prescott J，Munster V.Understanding ebola virus transmission.Viruses，2015，7（2）：511-521.

4.Kilianski A，Evans N G.Effectively Communicating the Uncertainties

Surrounding Ebola Virus Transmission.PLoS Pathog, 2015, 11 (10):
e1005097.

5.Deen G F, Knust B, Broutet N, et al.Ebola RNA Persistence in
Semen of Ebola Virus Disease Survivors - Preliminary Report.N Engl J Med,
2015.

6.Mate S E, Kugelman J R, Nyenswah T G, et al.Molecular Evidence
of Sexual Transmission of Ebola Virus.N Engl J Med, 2015, 373 (25):
2448-2454.

7.Mann E, Streng S, Bergeron J, et al.A Review of the Role of Food
and the Food System in the Transmission and Spread of Ebolavirus.PLoS
Negl Trop Dis, 2015, 9 (12): e0004160.

8.Akerlund E, Prescott J, Tampellini L.Shedding of Ebola Virus in an
Asymptomatic Pregnant Woman.N Engl J Med, 2015, 372 (25): 2467-
2469.

9.Bellan S E, Pulliam J R C, Dushoff J, et al.Ebola control : effect of
asymptomatic infection and acquired immunity.Lancet, 2014, 384 (9953):
1499-1500.

10.Yeh S, Varkey J B, Crozier I.Persistent Ebola Virus in the Eye.N
Engl J Med, 2015, 373 (20): 1981-1983.

11.Wise J.Scottish Ebola nurse is readmitted to isolation unit in London.
BMJ, 2015, 351 : h5426.

12.Carod-Artal F J.Post-Ebolavirus disease syndrome : What do we
know?Expert Rev Anti Infect Ther, 2015, 13 (10): 1185-1187.

13.Van Vuren P J, Grobbelaar A, Storm N, et al.Comparative

evaluation of the prototype Cepheid GeneXpert® Ebola Assay diagnostic performance.J Clin Microbiol, 2016, 54 (2): 359-367.

14.Nouvellet P, Garske T, Mills H L, et al.The role of rapid diagnostics in managing Ebola epidemics.Nature, 2015, 528 (7580): 109-116.

15.Kaushik A, Tiwari S, Dev Jayant R, et al.Towards detection and diagnosis of Ebola virus disease at point-of-care.Biosens Bioelectron, 2016, 75: 254-272.

16.Elshabrawy H A, Erickson T B, Prabhakar B S.Ebola virus outbreak, updates on current therapeutic strategies.Rev Med Virol, 2015, 25 (4): 241-253.

17.Lanini S, Portella G, Vairo F, et al.Blood kinetics of Ebola virus in survivors and nonsurvivors.J Clin Invest, 2015, 125 (12): 4692-4698.

18.Martínez M J, Salim A M, Hurtado J C, et al.Ebola Virus Infection: Overview and Update on Prevention and Treatment.Infect Dis Ther, 2015, 4 (4): 365-390.

19.Lyon G M, Mehta A K, Varkey J B, et al.Clinical care of two patients with Ebola virus disease in the United States.N Engl J Med, 2014, 371 (25): 2402-2409.

20.Winkler A M, Koepsell S A.The use of convalescent plasma to treat emerging infectious diseases: focus on Ebola virus disease.Curr Opin Hematol, 2015, 22 (6): 521-526.

21.Florescu D F, Kalil A C, Hewlett A L, et al.Administration of Brincidofovir and Convalescent Plasma in a Patient With Ebola Virus Disease.Clin Infect Dis, 2015, 61 (6): 969-973.

22.Kraft C S, Hewlett A L, Koepsell S, et al.The Use of TKM-100802 and Convalescent Plasma in 2 Patients With Ebola Virus Disease in the United States.Clin Infect Dis, 2015, 61 (4): 496-502.

23.Lu S.Using convalescent whole blood or plasma as passive immune therapy for the global war against Ebola.Emerg Microbes Infect, 2014, 3(11): e80.

24.Griensven J V, Weiggheleire A D, Delamou A, et al.The Use of Ebola Convalescent Plasma to Treat Ebola Virus Disease in Resource-Constrained Settings : A Perspective From the Field.Clin Infect Dis, 2015, 62 (1): 69-74.

25.Bevilacqua N, Nicastri E, Chinello P, et al.Criteria for discharge of patients with Ebola virus diseases in high-income countries.Lancet Glob Health, 2015, 3 (12): e739-e740.

（连建奇整理）

附录1　烈性传染病国际应急救援建设

随着我国实力的增强，参加国际救援的任务也不断增加。在一定程度上，应急救援不但是人道主义精神的体现，更是体现了大国的责任感和实力。同时也是对派出单位水平的检阅。在参加援利比里亚埃博拉诊疗中心工作任务中，我方人员顺利完成应急救援任务，结合自身体会，总结如下：

50. 队伍筹建

在此次出发前、任务期间和隔离观察期间，不断得到各级领导的关心和支持。浙江省卫计委领导等亲自到会一场，举办了欢送仪式，省卫生和计划生育委员会（卫计委）副主任以及各单位领导等亲自到机场送行。相关信息见报后得到部队兄弟单位队员的赞许和羡慕。国家卫计委领导在出征仪式时专门看望了浙江省的队员，省委省政府、省卫计委的各级领导也不断表示关心；浙江省人民医院和浙江大学附属第一医院的领导也不断予以大力的支持，准备了大量的生活、工作物资；使兄弟单位的队友们体会到浙江省对我们此行的重视和关心，见图 14。

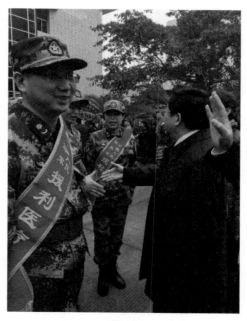

图 14

对家属的关心和慰问方面，此次中国人民解放军总后勤部专门向每个派出单位发文，要求各单位领导在春节期间对每一个队员的家属进行上门慰问；浙江省人民医院和浙江大学附属第一医院的领导对每一个队员的家属进行了慰问。

应急救援任务往往存在时间紧、任务重、人员少、突发状况多的特点，在援外救援中，时刻谨记"安全第一"，除了过硬的专业技术能力外，还需要具备国际视野、注重国家形象；有团队意识、能独立开展工作；掌握多种技能和应急应变能力。行前准备工作中包括以下方面：

（1）明确要求：任务不一样，要求就不一样。在行前准备中需要明确了解以下几点：

任务性质：包括主体派出单位是否涉及保密制度、是否涉及国家安全等。

任务内容：指具体的任务，如诊疗、培训、调查等。

任务风险：是否存在危险、危险的级别、是否有危险防范预案。

当地条件：包括通信、交通、网络、水电供给、治安、货币、紧急联系人等。

制定工作细则：根据已经掌握的情况，制定工作细则与相关预案，以便事先准备，到达后调整。

此次为针对烈性传染病埃博拉病毒病的诊治医疗队，该病能在人与人、动物与动物和人与动物之间相互传播，应采取防治并举的措施，严格隔离患者，加强自身防护，须熟悉疾病诊断标准，了解当地疫情暴发的基本状况和各项工作细则。

先后制定和修订的流程和预案包括：防护服穿、脱流程；穿脱防护服督查表。埃博拉病毒病疑似和可能病例的收治流程，留观病区工作制度、留观病区与门诊工作对接流程、医嘱处理流程、出院患者处理流程、死亡患者终末处理流程。护理质量控制标准：护理各班工作职责及质控细则，完善利方护士工作职责、利方护工工作职责、留观病区新患者入院流程。

（2）人员组织：每次任务的地点和内容不一样，因此对人员配备的要求也不一样。在选派国际救援人员时建议考虑以下方面：

思想觉悟：执行任务的所有人员必须政治思想过硬，热爱祖国，具有集体主义精神，不计较个人得失，严格执行命令，严守保密制度。对外交流时注意维护我国形象和责任担当。

身体健康：执行任务的所有人员必须有健康的身体，能应付困难条件下的工作环境。有较好的心理准备和团队精神。（注：出征前体格检查。有慢性疾病者，自行准备长

期用的药物。)

业务能力：根据任务特点，选派合适专业背景的人员。此次援利医疗队的医务人员来自各个学科的专家，相对而言，传染病专业的并不太多，更像综合性诊疗中心的人员配置。我们浙江省派出的医生均为传染科医生，4 个医生中有 3 人为科室领导，比例是最高的。

语言能力：执行任务期间，经常需要独立完成工作。在官方语言为英语的国家，需要具备良好的英语交流能力。本医疗队 154 名队员，仅 2 名翻译，且没有医学背景，负责医疗队对外交流，后勤人员外出物资采购时需部分队员兼职翻译。医务人员在疾病诊疗以及与利方的雇佣人员交流中，均需使用英语，故对医务人员的英语能力也作了要求。

沟通能力：在执行任务期间，需要和素不相识的人员甚至不同国籍的人员共同工作，有时一个人的工作还关系到他人的安危。沟通能力包括言、行、举止等方面，良好的沟通能力有助于快速进入工作状态，保持良好工作氛围。加强内部沟通，及时发现问题和解决问题，吸取教训更好工作；做好对外沟通，大气有节，不失风度。

综合能力：执行任务中会遇到许多工作、生活中的实际困难，需要自行想办法解决。应急救援任务有时也是重要的政治任务，还需要进行摄影、摄像、宣传等，不一而

足。此次任务中甚至还需要装搭家具、站岗执勤等。中国是抗埃行动中派驻利比里亚医务人员最多的国家，本批医疗队共计成员 154 人，分成九个组。

（3）人员组成，见图 15。

前方指挥组：共计 4 人，负责组织协调，人员分别来自全军计划生育领导办公室、总后卫生部、政治部、成都军区联勤部。

医疗指挥组：共计 16 人，负责医疗队日常工作的安排，人员包括医疗队长 1 人、政委 1 人、政工干事若干、医疗 1 人、护理 1 人、后勤若干、财务助理 1 人及 2 名翻译官。

接诊区：共计 15 人，负责门诊接诊区的日常工作，包括医生 8 人，护士 7 人。

留观病区：共计 32 人，负责留观病区的日常工作，包括医生 12 人，护士 20 人。

治疗病区：共计 32 人，负责治疗病区日常工作，包括医生 11 人，护士 21 人。

医技保障组：共计 13 人，负责检验、药剂、设备维修，包括检验师、药剂师、放射、超声、心电图医师，设备工程师。

感染防控督导组：抵达后新设的，共计 7 人，负责病

区的感染防控监督和指导，感染病学及感控医生 1 人，护士 6 人，护士均为原单位感染防控重点科室护士长。

卫生防疫组：共计 17 人，负责消毒液供应、医疗废物处理。

后勤保障组：共计 18 人，负责全队人员饮食供应，水电维修及外出驾驶汽车。包括炊事员、水电工、驾驶员及通员。

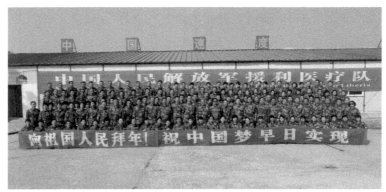

图 15

51. 行前培训

此次抽调的人员大多有参加各类应急救援任务的经验，包括维和、抗震救灾等；各个单位事先做了非常细致和严格的纪律要求，并与个人签订保密等协议。

（1）行前动员

政治教育：进行爱国主义、人道主义教育，介绍救援任务的政治意义，保护国家机密，注意信息安全，避免破坏安定、团结的言论。

外事教育：当地舆情、外交礼仪和注意事项教育，媒体应对方式，相关国际舆论、当地的国际形势和各国间关心介绍；重点强调保护国家机密、维护国家形象。

心理应对：提高团队合作能力，缓解个人心理压力。

经验介绍：已经参加过国际应急救援任务人员（特别是时间接近的相同任务）的情况介绍。

（2）专业知识培训

针对任务的知识培训：如埃博拉病毒病基础知识、标准治疗方案、医疗护理流程、感染防控等，必须人人过关。

针对当地常见疾病知识培训：如本次对疟疾、黄热病、狂犬病、霍乱、艾滋病等进行了介绍。

（3）生存训练：根据任务特点和地点，进行体能、环境适应性等方面的介绍和技能训练。

52. 物资准备

（1）生活物资：鉴于受援地大多条件艰苦，购买物资困难，甚至有时还需要准备一次性生活用品；建议事先做好充分准备。本次我们准备的生活物资清单见表 13。

表 13　生活物资清单

序号	分类	物资名称	数量
1	洗漱用品	牙刷	
2		牙膏	
3		牙杯	
4		毛巾	
5		洗发水	
6		沐浴液	
7		脸盆	
8	清洁卫生用品	卫生纸、巾	
9		肥皂	
10		洗衣粉	
11		衣架	
12		晾衣绳	
13		指甲刀	
14		剪刀	
15		小刀	
16		手消净	
17		普通湿巾	
18		消毒湿巾	
19		理发用具	
20	防护用品	护肤品	
21		防晒霜	
22		墨镜	
23		遮阳帽	
24		防晒服	
25		雨伞	
26		防蚊灯	
27		蚊香（电蚊香、盘香、烟雾蚊香）	
28		防蚊衣	

续表

序号	分类	物资名称	数量
29	床上用品	睡衣	
30		床单、毯	
31		睡袋	
32		蚊帐（帐篷式、药帐）	
33		床褥	
34		小坐凳	
35		行军床	
36	服装	统一着装外套	
37		（一次性）T 恤衫	
38		一次性内衣裤	
39		一次性袜子	
40		拖鞋	
41		皮带	
42	生活用品	喝水杯	
43		牙签	
44		茶叶、咖啡、糖	
45		零食	
46		铁夹	
47		打火机	
48	电子产品	手机	
49		电脑	
3050		U 盘、移动硬盘	
31		数据线	
32		摄像机	
33		照相机	
35		读卡器	
36		充电床头灯	
37		手电筒	
38		各类充电器	
39		转换插头	
40		多功能接线板	
42		电吹风	
43		电水壶	

续表

序号	分类	物资名称	数量
44	打包用品	胶带纸	
45		打包带	
46		行李箱	
47		双肩背包	
48		横幅	
49		旗子	
50		单位和个人的名帖	
51		封口袋、保鲜膜、保险袋	
52	办公用品	水笔	
53		纸	
54		本子	
55		记号笔	
56		打印机	
57		路由器	
58	现金	当地通用货币	
59	证件	身份证及其复印件（国内期间使用）	
60		护照及其复印件	
61		个人状况卡（包括血型、过敏史、联系人）	

（2）药品物资：由于生活、工作条件急骤改变，任务压力也大，经常会出现健康问题。在药品准备方面包括常用药、当地常见病用药、预防用药，也要包括个人的特殊用药，数量上需有备用数量。本次我们准备的生活物资清单见表14。

表 14　药品物资清单

序号	分类	药 物 类	数量
1	抗菌药物	左氟沙星	
2		氧氟沙星	
3		头孢呋欣	
4		阿奇霉素	
5	抗病毒药物	板蓝根	
6		芙朴感冒冲剂	
7		莲花清瘟	
8		藿香正气胶囊	
9		病毒唑	
10	抗过敏药物	仙特敏	
11		开瑞坦	
12	化痰药	沐舒坦	
13	退热药	泰诺	
14		散利痛	
15	肠胃药	黄连素	
16		蒙脱石散	
17		口服补液	
18		胃炎胶囊	
19		金霉素眼药膏	
20	外用药	可乐必妥眼药水	
21		百多邦软膏	
22		好得快	
23		创可贴	
24		皮炎平	
25		克霉唑霜	
26		丁克软膏	
27		蛇药	
29		酒精棉球	
30		地塞米松针	

续表

序号	分类	药 物 类	数量
31	急救药	肾上腺素针	
32		速尿针	
33		青蒿素针剂	
34	抗传染病药	琥珀青蒿素片剂	
35		阿苯达唑	
36		伯氨喹啉	
37		双苄青霉素	
38		拉米夫定＋齐多夫定	
39		吡喹酮	
40		善存	
41	维生素	葡萄糖酸钙片	
42		维生素 C 泡腾片	
43	防蚊药	避蚊水	
44		万金油、风油精	
45		花露水	
46		胸腺肽	
47	免疫调节药	西洋参	
48		铁皮石斛	
49		根据地域选择预防针、药	
50	预防免疫	碘伏	
51		棉签	
52		消毒巾（卡瓦布）	
53		一次性中单	
54		注射器	
55			

（3）宣传物品：照相机、摄像机、U 盘、移动硬盘、数据线、打印机、电脑、打印纸、本子、笔、标签纸、横

幅、队旗等。

（4）课件及业务书籍：应急救援任务中许多是公共卫生问题，需要对公众进行培训，同时也可扩大影响力。由于当地条件有限，临时制作课件，尤其是获取标识比较困难，建议电子版的专业书和PPT材料应有所准备。

（5）个人特殊物品准备：在执行任务时间紧迫的情况下，建议设专人收集个人所需的特殊物品清单，包括个人特殊用药和特殊生活用品，统一准备，节约时间。

53. 执行任务情况

（1）快速适应当地情况

熟悉当地舆情，争取资源：掌握能够给予帮助的人员、单位名单、联系方式，快速建立联络，尤其在物资供给方面取得当地人士的帮助。

调整工作细则，优化流程：通过快速地熟悉生活、工作环境，通过专家组对前期准备的工作细则、流程、预案等进行修改并进行培训，使全体队员熟悉新的流程制度，严格执行。尽管先在成都集训，但到了实地仍旧有与预计不符的情况。物资采购存在困难，利比里亚的物资全部依赖进口，经常出现缺货的情况，就算有货也会存在货源不够；工作物资的采购存在很大困难，连躺椅都买不到。而训练时采用的防护措施包括防护服的穿脱，到了实地以后也发生了变化，对穿脱防护服的流程、进行了更改，对人员的分工进行了调整。

完善各项基本保障：应对跨区域、跨国等救援所需要的宿营、饮食、卫勤、通信、交通运输等问题，做好生活保障。

（2）完善公共设施

需要做好各类公共设施、设备的保障。包括煤、电、油、气、水的供给，废水、废气、固体废物等有害物质的监测和处理，建立信息、通信系统，落实交通、车辆。

交通保障：有紧急情况下应急交通工具预案；交通工具统一调度，不私自使用车辆。

通信保障：迅速了解当地的通讯方式，包括手机、固定电话、网络等，及时购买相关服务；对讲机可帮助队员间的交流和特殊情况下的联系。

维护保障：设有车辆、电脑、水电等设备设施故障时的预案；自行维护有专人负责；不能自行维护的，应事先知晓哪里可以提供服务及其工作时间、联系方式。

（3）加强安全管理

设备设施安全：包括重点区域、重要物资的安全保护；

防水、防火、防盗抢。

人员人身安全：包括不随意外出，不单独外出，外出时注意人身安全；不使用来源不明的食品、不食用未吃过的食品避免过敏、保障安全的饮用水；劳逸结合，保证睡眠，不透支体力；充分预估困难，具备良好心理素质；互相关心，及时发现队员的心理波动；保证心理健康，可采用文化娱乐活动等进行心理调适。

财产安全：现金分散保管；外出时现金不放在一个口袋里、准备好零钞。

此次我们的生活保障情况介绍：①区域安排：包括宿舍、指挥室、医务室（用于发热医务人员的隔离）、心理室、公共上网区、食堂；②餐食保障：统一采购，炊事班负责一日三餐，队员轮流帮厨，停水停电时发备用干粮；③水电信息等设备维护保障：自行发电、过滤饮用水，水电工、工程师负责；④交通保障：当地租用车辆，配有驾驶员，用车需指挥组批准；⑤队员健康保障：设保健医生和护士，组织专家组讨论；⑥生活保障：一名护士兼职理发师（部队专门公派学习）；⑦生活区卫生：所有队员轮流负责公共卫生；⑧垃圾及废弃：有焚烧炉，自行焚烧处理；⑨治安维护：大门雇用当地警察 24 小时站岗，大门内 24 小时队员轮流站岗，进出人员测体温、登记，除宿舍区和治疗区外不可外出；⑩通讯保障：队员内部交流用对讲机，每人发手机和当地电话卡，设公共上网区供大家学习，指挥组的网络仅供指挥组联系汇报使用；⑪心理调适：春节期间安排晚会，操场可跑步打羽毛球踢足球，心理室内有书借阅，给当月生日的队员过集体生日，也就是所有人都吃一块蛋糕。

54. 深入开展工作

（1）完成基本工作：以此次任务为例：承担烈性传染病防治工作，熟悉救援机构内部结构分区，各分区均有明确的标识。分设独立的门诊接诊区、疑似和可能病例的留观病区和确诊病例的治疗病区；各区域内均有各自的防护分区，即污染区、缓冲区和清洁区。污染区即为门诊接诊室或收治患者的病区，清洁区是医务人员出污染区后的工作和洗漱场所，而缓冲区是介于两者之间的区域。留观病区和治疗病区有独立的内外走廊和出院通道。此外还设有独立的医疗防护用品的洗消区和医疗垃圾焚烧区等辅助区域，见图16。

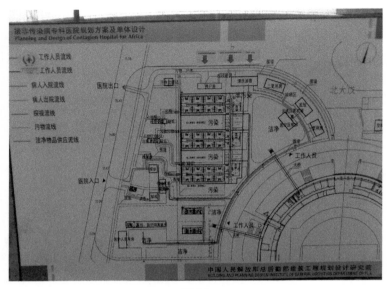

图 16

门诊接诊区负责筛查目标患者，并将疑似和可能病例由专人转送留观病区进行隔离和医学观察；留观病区及时留取标本送检，进行确诊实验的检查，如两次实验阴性方可解除临床隔离；如检测结果阳性即为确诊病例，专人转送治疗病区，直至患者间隔 3 天两次标本检测结果阴转，方可解除隔离。如发生疑似或确诊患者死亡，通知防疫组负责联系特殊团队对患者尸体进行处理。

所有人员更加需要进行合理分工；必须熟练防护服穿脱流程，至少两人一组，穿好防护服，并在防护服的醒目区域写好各自的姓名，才能进入污染区进行工作，在穿脱防护服的缓冲区和收治患者的污染区装有监控录像，由感染防控督导组进行实时监控和指导。所有人员必须熟悉不同区域的消毒隔离制度的细则，严格执行；必须熟悉传染病疑似病例、可能病例和确诊病例的诊断和上报制度。每天进行自我医学观察，尽量避免集群活动。

医疗队设立了治疗专家组和感染防控专家组，分别对重要事件进行讨论。专家讨论、举手表决，根据少数服从多数的原则，建立了多项应急处理预案。

（2）提升工作成绩：一般情况下，对于公共卫生事件，除了疾病的诊治外，还要根据情况完成下列工作：为当地华人服务，对当地群众进行培训，为当地群众提供其他服务，通过这些工作，可以扩大中国医疗队的影响力，取得更好社会效益。

此次医疗队分批次对当地的中资企业进行了体检、培训；对当地学校教师进行培训，对疫点进行消毒杀菌、为当地民众进行捐赠活动等，见图 17、18、19。

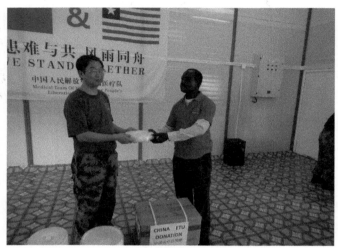

图 17

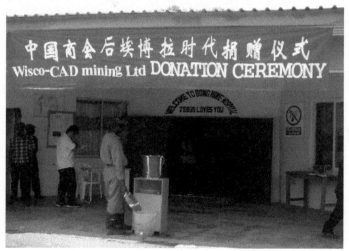

图 18

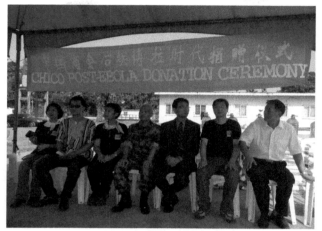

图 19

（3）国际交流：一般而言，大型的应急救援往往有多国、多地区的救援队伍共同参与，因此应急救援也是一次学习交流的机会，包括与当地政府、组织的交流，可以更好地了解当地的需求，也能为特殊情况下获得支援提供帮助。通过交流，也可以把我们的经验传授给当地，帮助其开展自救。

与国际组织的交流：参加应急救援，是我国综合实力的体现。有各国共同参与的国际应急救援，在很大程度上，已不仅仅是救援，而是展现我国实力的舞台。通过交流，我们可以了解到不同国家救援的特点和经验。

了解不同国家诊疗中心的布局，水处理系统，患者筛查流程，管理模式，应急救援的人员组织方式、急救特点等。

(4) 组织宣传、扩大影响

组织在当地的宣传：主动与当地媒体联系，要求其参加我们的一些活动，扩大在当地的影响力。

组织在国内的宣传：素材包含文稿、照片、录像。文稿内容包含事件叙述、人物撰写、思想感受等多种形式，要注意时效性，发扬正能量。宣传中注意符合宣传纪律、符合宣传的总体方向、注意宣传稿的真实性和时效性、避免涉及敏感性问题。

应急救援宣传策略：整个救援队伍组建 1 个新闻小组，各单位出 1 名通讯员，负责照相摄影、收集素材、撰写和编辑新闻稿。新闻稿要发挥团队的力量，鼓励大家参与，不同角度书写。原单位有专人负责宣传，负责联系媒体报道，积极向救援队收取素材撰写新闻稿。文稿有专人负责传送原单位或媒体。宣传有计划性，定期召开新闻小组会议，总结宣传资料并留档，报纸刊登保存图片、网上新闻网页保存、电视等保存视频。

组织在国际中的宣传：在国际舞台上，争取更多地发出中国正面积极的声音，注意在接受国际媒体采访时的方式、方法，维护我国形象。我们整个队伍组建新闻小组，文稿内容包含：事件叙述、人物撰写、思想感受等多种形式，要注意时效性，宣传要有计划性，定期召开新闻小组会议，总结宣传资料。留档报纸、新闻、电视视频等，以便进一步应用。

55. 任务结束后安排

（1）返程：专机回国，机组人员带外科口罩、手套，未着防护服，利比里亚和塞拉利昂的队员安排在不同机舱，利比里亚上机后与前往塞拉利昂的队员不得近距离接触，在各个机场停留时，所有队员不准下飞机，机组人员在利比里亚和塞拉利昂下机交接时穿防护服。飞机上饮食充足，返程感觉比去程劳累。

（2）入关：在北京入关，除目的地北京的人员外，所有队员不下飞机。专人着防护服到机舱内测体温、发放健康调查表、收取护照；专人将护照送办手续后上机交还。飞机再次由北京起飞，途中进行机舱内消毒。抵达成都后，所有队员携带随身行李下机后直接上大巴车，接机人员保持在 3 米外。抵达下榻驻地，按规定路线到房间，楼外拉警戒线。第二批队员回国后，就地进行简短的欢迎仪式，两批队员间保持 3 米距离，领导保持 3 米距离，不献花、不握手。

（3）医学观察：按照要求密切接触埃博拉病毒病患者要进行医学观察，观察时间为入住地点起至第 21 天止。单人单间。自行整理卫生，将垃圾放入指定地点，由专人戴口罩等防护用品进行收集。每天各单位联络人向专人电话汇报队员健康状况（体温、不适症状等）。前 10 天，每餐由工作人员将餐食送至指定地点，离开后由队员自行取用并在各自房内就餐，10 天后根据实际情况采取自助餐的形式集中就餐。不同批次回国人员之间不接触。医学观察期内谢绝亲友探视，不私自会客或外送物品。禁止在公共卫生间如厕、在公共场所吐痰。

（4）身体调整：隔离期间调整时差，注意生活习惯和身体状况调整。

56. 总结

在隔离期间，队员完成个人总结，病区总结及队内总结。完成个人鉴定、组织鉴定。队员总结执行任务期间的经验教训，完成医学论文。

结束隔离后，派出单位统一订票，到机场迎接。举行欢迎会和事迹介绍会。评先进、进行表彰、奖励。

参考文献

1. 中华人民共和国国家卫生和计划生育委员会.埃博拉出血热防控方案.中华临床感染病杂志，2014，7（4）：289-290.

2. 李兰娟.埃博拉病毒病.浙江：浙江大学出版社，2015：107-142.

（汤灵玲　徐小微整理）

附录2 埃博拉病毒病防控方案（中华人民共和国）

为加强埃博拉病毒病（Ebola virus disease，EVD）医院感染预防与控制准备工作，最大限度减少医院感染风险，根据《传染病防治法》《医院感染管理办法》等法律法规，制定本技术指南。

57. 埃博拉病毒病医院感染防控的基本要求

（1）埃博拉病毒病是由埃博拉病毒（Ebola virus）引起的一种急性出血性传染病。主要通过接触患者或感染动物的血液、体液、分泌物和排泄物及其污染物等而感染。医疗机构应当根据埃博拉病毒病的流行病学特点，针对传染源、传播途径和易感人群，结合实际情况，建立预警机制，制定应急预案和工作流程。

（2）医疗机构应当针对来自埃博拉疫区的发热、腹泻、疲乏、肌肉痛、头痛等症状的患者做好预检分诊工作。临床医师应当根据患者临床症状和流行病学史进行排查，对留观、疑似和确诊病例按照相应规定报告。严格执行首诊医生负责制。

（3）医疗机构应当根据医务人员的工作职责开展包括埃博拉病毒病的诊断标准、医院感染预防与控制等内容的培训，并进行考核。

（4）医疗机构应当在标准预防的基础上采取接触隔离及飞沫隔离措施。

（5）患者隔离区域（可疑病例临时留观场所、留观病区和定点收治病区）应当严格限制人员出入，医务人员应相对固定。建立严格的探视制度，不设陪护。若必须探视应当严格按照规定做好探视者的个人防护。定点医院可设置视频探视装置。

（6）医疗机构应当做好医务人员防护、消毒等措施所需物资的储备，防护用品及相关物资应符合国家有关要求。

（7）医疗机构应当严格遵循《医疗机构消毒技术规范》（WS/T 367—2012）的要求，做好诊疗器械、物体表面、地面等的清洁与消毒。

58. 埃博拉病毒病患者及密切接触者的管理

（1）埃博拉病毒病患者的管理

医疗机构应加强分诊筛查：预检分诊点发现发热、腹泻、疲乏、肌肉痛、头痛等症状的患者应立即询问流行病学史，对符合"留观、疑似病例"诊断标准的患者，应立即提供口罩，并指导正确佩戴，按照指定路径引导患者至发热门诊诊室，经接诊医师初步判断为留观或疑似病例，隔离在临时隔离场所，及时按照规定上报患者信息，并将患者转至定点医院诊治。

留观、疑似或确诊患者应当采取严格的接触隔离措施：留观、疑似患者实行单间隔离；有条件的医疗机构宜将疑似或确诊患者安置于负压病房进行诊治。

患者诊疗与护理尽可能使用一次性用品，使用后均按照医疗废物处置。

患者的活动应当严格限制在隔离病房内，若确需离开隔离病房或隔离区域时，应当采取相应措施防止造成交叉感染。

患者出院、转院、死亡时，医疗机构应当严格进行终末消毒。

患者所有的废弃物应当视为感染性医疗废物，严格依照《医疗废物管理条例》和《医疗卫生机构医疗废物管理办法》管理，要求双层封扎、标识清楚、密闭转运、焚烧处理。

患者死亡后，应当减少尸体的搬运和转运。尸体应当用密封防渗漏尸体袋双层包裹，及时火化。

（2）医疗机构内密切接触者的管理：对医疗机构内密切接触者立即进行医学观察，医学观察的期限为自最后一次暴露之日起 21 天。

59. 物体表面、地面、复用物品等的消毒

（1）物体表面的消毒：诊疗设施、设备表面以及床围栏、床头柜、门把手等物体表面首选 1000 ～ 2000mg/L 的含氯消毒液擦拭消毒，不耐腐蚀的使用 2% 双链季铵盐或 75% 的乙醇擦拭消毒（两遍），每天 1 ～ 2 次。遇污染随时消毒。有肉眼可见污染物时应先使用一次性吸水材料沾取 5000 ～ 10000mg/L 的含氯消毒液（或使用能达到高水平消毒的消毒湿巾）完全清除污染物，然后常规消毒。清

理的污染物可按医疗废物集中处置，也可排入有消毒装置的污水系统。

（2）地面的消毒：有肉眼可见污染物时应先使用一次性吸水材料沾取 5000 ～ 10000mg/L 的含氯消毒液（或使用能达到高水平消毒的消毒湿巾）完全清除污染物后消毒。无明显污染物时可用 2000 ～ 5000mg/L 的含氯消毒液擦拭或喷洒消毒，每天 1 ～ 2 次。遇污染随时消毒。

（3）复用物品如诊疗器械、器具的消毒：应当尽量选择一次性使用的诊疗用品。必须复用的诊疗器械、器具和物品应当专人专用，可采用 1000 ～ 2000mg/L 的含氯消毒液浸泡 30 分钟后，再按照常规程序进行处理。

（4）终末消毒：房间、转运车辆等密闭场所的终末消毒可先用 500mg/L 的二氧化氯溶液或 3% 过氧化氢溶液喷雾消毒，推荐用量均为 20 ～ 30ml/m³，作用 30 ～ 60 分钟后再对重点污染部位、物品、地面等进行消毒处理。消毒后清水擦拭干净，确保终末消毒后的场所及其中的各种物品不再有病原体的存在。

60. 医务人员防护

医务人员应根据可能的暴露风险等级，在标准预防的基础上采取接触隔离、飞沫隔离和防喷溅等措施。

（1）低风险暴露防护措施：对预计不会直接接触埃博拉病毒病患者或患者的污染物及其污染物品和环境表面的人员，依据《医院隔离技术规范》（WS/T 311-2009）做好标准预防措施。穿工作服、戴一次性工作帽和一次性医用外科口罩，并严格做好手卫生。

（2）高风险暴露防护措施：直接接触患者或可能接触患者或患者的污染物及其污染物品和环境表面的医务人员，在标准预防的基础上依据《医院隔离技术规范》增加接触隔离、飞沫隔离和防喷溅等措施。在诊疗过程中，应当戴双层乳胶手套（推荐外层手套为长袖）、一次性医用防护服、医用防护口罩或动力送风过滤式呼吸器、防护眼罩、防护面屏或头罩、工作鞋、长筒胶靴、一次性防水靴套。接触患者、患者的污染物及其污染物品和环境表面的医务人员和清洁消毒人员，加穿防水围裙或防水隔离衣。搬运有症状患者和尸体、进行环境清洁消毒或医疗废物处理时，加戴长袖加厚橡胶手套。避免无防护接触患者的血液、体液、分泌物、排泄物或受到其血液、体液、排泄物污染的物品及环境。尽量减少针头及其他锐器的使用，执行安全注射，正确处理锐器，严格预防锐器伤。

（3）个人防护用品使用原则

在进行埃博拉病毒病患者的救治工作前，每一位医务人员都需接受正确穿脱防护用品的培训，经过实践操作合格后方可进入隔离区域。

医务人员应熟练掌握防护用品的性能及使用方法，穿戴前先检查用品的质量。防护用品穿脱根据病房、实验室布局不同和风险评估结果确定。

医务人员进入隔离病区前应当正确穿戴好防护用品，保证没有暴露的皮肤，并不得在污染区内再行调整。穿着应以安全、利于脱卸为原则，并确保诊疗工作能够顺畅进行。重点做好眼睛、鼻腔、口腔黏膜和手的防护。

脱摘防护用品时遵循从污染到洁净的顺序，原则上先脱污染较重和体积较大的物品。在脱摘过程中，避免接触面部等裸露皮肤和黏膜。脱摘个人防护用品前如外层有肉眼可见污染物时应当使用一次性吸水材料沾取 5000mg/L 的含氯消毒液（或使用能达到高水平消毒的消毒湿巾）擦拭消毒。使用后的一次性使用防护用品严格按照医疗废物处置，复用防护用品严格遵循消毒与灭菌的流程。

穿脱防护用品时应当在经过严格训练的监督人员的监视及指导下正确完成，监督人员需在医务人员穿脱防护用品的过程中给予监督、指导及帮助。监督人员应充分知晓穿脱防护用品的所有程序，并知晓发生暴露后的处置流程。穿脱区域应配备穿衣镜。

（4）医务人员穿脱防护用品的建议流程

①定点收治医院接诊埃博拉病毒病留观、疑似、确诊患者时，医务人员穿脱防护用品的建议流程见下图：

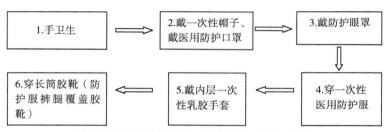

图 20　穿防护用品流程—从清洁区到潜在污染区

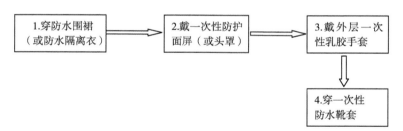

图 21　穿防护用品流程—从潜在污染区到污染区

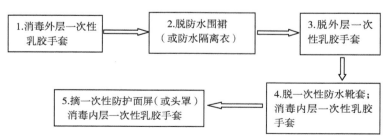

图 22　脱摘流程—从污染区返回潜在污染区

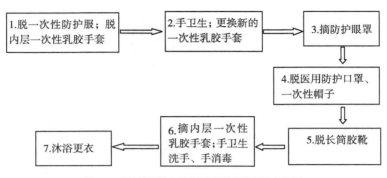

图23　脱摘流程—从潜在污染区返回清洁区

②和定点收治医院相比，非定点收治医院主要承担接诊和转运任务，原则上不涉及侵入性操作，防护应以接触隔离为主，可视具体情况增加一次性防护面屏或头罩、穿防水围裙或防水隔离衣、穿一次性防水靴套等防喷溅隔离措施。非定点收治医院接诊埃博拉病毒病留观、疑似患者时医务人员穿脱防护用品的建议流程见下图：

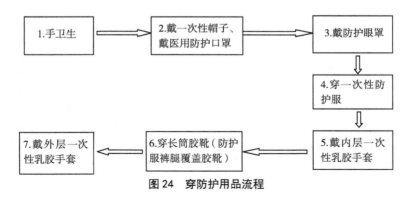

图24　穿防护用品流程

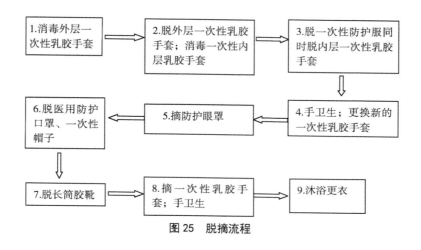

图 25　脱摘流程

（5）正确进行手卫生：医务人员应当严格遵循《医务人员手卫生规范》（WS/T313-2009）要求，在诊疗工作和脱摘个人防用品过程中，及时正确进行手卫生。

（6）医务人员职业暴露处理：医务人员暴露于患者的血液、体液、分泌物或排泄物时，应当立即用清水或肥皂水彻底清洗皮肤，再用 0.5% 碘伏消毒液或 75% 氯己定醇擦拭消毒。黏膜应用大量生理盐水冲洗或 0.05% 碘伏或清水冲洗。发生锐器伤时应当及时按照锐器伤的处理流程进行处理。暴露后的医务人员按照密切接触者进行医学观察。

（7）实验室标本转运要求：采集标本时应当做好个人防护。标本转运应当按照 A 类感染性物质包装运输要求进行，即应当置于符合规定的具有生物危险标签、标识、运输登记表、警告用语和提示用语的容器内，容器应置于具有防水、防破损、防渗漏、耐高温、耐高压的外包装中，主容器与外包装间填充足够的吸附材料。标本由专人、专车护送至卫生计生行政部门指定的专门实验室进行病原学检测，护送过程中的医务人员应当采取相应的防护措施。

61. 医务人员健康管理

（1）应当对参与患者诊治的医务人员进行健康监测，一旦出现埃博拉病毒病临床症状，应当立即进行隔离、诊治并报告。

（2）医务人员发生职业暴露后应按照密切接触者管理，立即进行隔离和医学观察，隔离和医学观察的期限为自最后一次暴露之日起 21 天。

（3）严密防护下工作的医务人员应当安排好班次进行轮换，合理控制工作时间，注意避免因热负荷引起的相关疾病。